Im
Gleichgewicht

Natalie Au

Im Gleichgewicht

intelligentes Stress-
und Selbstmanagement

Natalie Au, Therapeutin und Coach, ehemalige Industriekauffrau und Projektassistentin. Ihr Hintergrund umfasst seit 2000 Ausbildungen in NLP (DVNLP) und angewandter Psychologie, Heilpraktikerin - Psychotherapie. Zusatzqualifikationen in Somatic Experiencing, Traumatherapiemethode nach Dr. Peter Levine und in Tiefenentspannungsverfahren.

In diesem Buch geht sie der Frage eines persönlichen und teilweise auch der eines gesellschaftlichen Gleichgewichtes nach. Intelligentes Gesundheitsmanagement, Burn Out Prophylaxe, Methoden zur mentalen Stärkung, wie sie auch Internationale Sportler mit sehr großem Erfolg anwenden sind einige Schwerpunkte, die immer wieder in diesem Buch angesprochen und vorgestellt werden.

Sie arbeitet in der Ausbildung für angehende Therapeuten - psychologische Berater und unterstützt Menschen in der stabilen Entwicklung des eigenen Potentials und Fähigkeiten in Entwicklungsprozessen.

Für alle, die mit dem Wind
in ihren Hafen segeln wollen

Bibliografische Information der Deutschen Nationalbibliothek:
Die Deutsche Nationalbibliothek verzeichnet diese Publikation
in der Deutschen Nationalbibliografie;
detaillierte bibliografische Daten sind im Internet über
http://dnb.d-nb.de abrufbar.

© 2010 Natalie Au
Umschlaggestaltung, Satz, Herstellung und Verlag:
Books on Demand GmbH, Norderstedt
ISBN: 978-3-8370-3290-1

Inhalt

Einleitung

Die Idee zu diesem Buch entstand, als ich mich über das Thema Stress in einer sehr gut sortierten Buchhandlung informieren wollte. Ich fand unzählige Bücher, aber keines, was mich wirklich angesprochen hätte. Um mich überhaupt einigermaßen kompetent dem oftmals viel zu schnell gebrauchten Wort Stress zu nähern, hätte ich mindestens fünf oder sechs Bücher kaufen müssen und zu Hause die Arbeit gehabt, die wichtigen Informationen aus den Büchern zusammen zu suchen. Kann es sein, fragte ich mich, das es kein Buch über Stress geben soll, welches anspruchsvoll und auch leicht verständlich geschrieben ist? Kein Buch, welches über einen 15 minütigen Entspannungskurs hinausgeht, Wissen und sinnvolle Handlungsstrategien bietet?

Nach eingehender Recherche, habe ich die Buchhandlung mit leeren Händen, aber dafür mit der Idee zu diesem Buch verlassen. Das war im Frühjahr 2001. Einige Wochen nach einem schweren Unfall, der mein Leben grundlegend verändern sollte und mir nebenbei reichhaltigen Stress in vielerlei Hinsicht schenkte.

Dieses Ihnen vorliegende Werk beinhaltet grundlegendes Wissen und Erkenntnisse, gepaart mit wertvollen Lösestrategien, die ich Ihnen verehrte Leser, an die Hand geben möchte. Sie bekommen Antworten unter anderem auf folgende Fragen …

Reicht ein Entspannungskurs wie Autogenes Training in der Woche, um Stress auszugleichen? Was genau ist Stress und was sind Stressoren?

Ist Stress immer schädlich? Kann man selbst nur an den Auswirkungen von Stress, also an den Symptomen ansetzen?

Was bedeutet Entstressung? Wie und wann tritt Entstressung ein? Kann man Entstressung in den Alltag integrieren? Was trägt Bewegung dazu bei?

Eine Frage nach Lebensqualität?

Dieses Buch leistet einen Beitrag, zu vermitteln, mit der eigenen Gesundheit intelligent, pragmatisch und verantwortungsvoll umzugehen. Der erste Teil vermittelt ein Basisverständnis der Biopsychologie über Stress, Stressoren und Auswirkungen. Der zweite Teil stellt praktische Lösestrategien vor. Zum Ende finden Sie Exkurse zu den Themen „Wünschen und Zielen eine Gestalt" geben, „Werte und deren Bedeutung" und eine Übersicht möglicher Werte.

Dieses Buch ersetzt keine individuelle und professionelle Beratung, Therapie oder einen Arztbesuch. Bitte haben Sie deshalb Verständnis, das jede Haftung daher ausgeschlossen ist.

Ich wünsche Ihnen eine anregende, interessante Lesezeit, das Sie Ihr persönliches Gleichgewicht für sich entdecken und genießen.

Natalie Au

Teil I – Basiswissen

Der Begriff Stress, ein Ausflug in die Biopsychologie

Der Begriff Stress kommt aus dem Englischen von distress und wird übersetzt mit Qual oder Erschöpfung.

Wissenschaftliche Forschungen aus Medizin und Biochemie haben das Verständnis und den Begriff Stress mit Inhalt gefüllt, indem Antworten auf die Frage gegeben worden sind, was ist Stress und wie reagiert ein Organismus darauf.

Hans Selye, ein Mediziner und Biochemiker, untersuchte die Reaktionen des Körpers auf unterschiedliche Einflüsse, die von außen herbeigeführt wurden. Dies untersuchte er anhand von Tierexperimenten. In diesen Experimenten wurden die Tiere unterschiedlichen Belastungen ausgesetzt, die Reaktionen beobachtet und die dabei entstehenden Veränderungen untersucht. Er stellte dabei 1936 fest, dass bei Belastungen hormonelle Veränderungen stattfinden, und erkannte darin ein generelles Reaktionsmuster. Bei jeder Beanspruchung tritt eine Aktivierung des Sympathikus auf. Der Sympathikus und auch der Parasympathikus gehören zum vegetativen Nervensystem, das auch autonomes Nervensystem genannt wird.

Dieses generelle Reaktionsmuster tritt als Antwort auf Belastungsfaktoren auf und hat den Nutzen, den Organismus in den Zustand zu versetzen, angemessen auf Belastungsfaktoren reagieren zu können. Im Körperinneren findet dabei permanent eine Neuanpassung und Wiederherstellung des inneren Gleichgewichtes, der Homöostase, statt.

Homöostase bezeichnet den physiologischen Zustand des Fließgleichgewichts im Körper. Dazu gehört die Regelung der Vitalfunktionen, wie Atmung, Herzschlag, Kreislauf, Körpertemperatur, Wasser und Elektrolythaushalt, Stoffwechsel, ph-Wert, Hormonhaushalt und weitere.

Im Außen zeigt sich dieses Reaktionsmuster sehr deutlich im Verhalten und auch im Fühlen eines Menschen. Z. B. Sie haben einen Sprint vor sich, dann bewirkt dieses Reaktionsmuster, dass

Sie sprinten können, aufgrund dessen, dass sich der Herzschlag erhöht, die Muskulatur besser durchblutet wird. Oder Sie sind auf dem Nachhauseweg, es ist dunkel und Ihnen kommen zwei zwielichtige Gestalten entgegen. Kennen Sie dieses Gefühl, dass Ihr Herz klopft und Sie wieder hellwach sind?

Was ist in Ihrem Körper passiert? Eine Aktivierung des Sympathikus!

Das Gegenstück oder auch der Gegenspieler des Sympathikus ist der Parasympathikus. Manche sprechen auch vom Spieler, dem Agonisten, und dem Gegenspieler, dem Antagonisten.

Mit diesen beiden Begriffen, dem Spieler und Gegenspieler, werden die Funktionen des vegetativen Nervensystems, des Sympathikus und des Parasympathikus, schnell verständlich.

Der Sympathikus aktiviert und verbraucht Energie (ergotrope Wirkung).

Der Parasympathikus wirkt dämpfend und dient zur Erholung, dem Aufbau neuer Energie und der Energiespeicherung (trophotrope Wirkung) (siehe Übersicht).

Jedoch kommt es dabei eher zu einem Zusammenspiel der beiden, da beide stets gleichzeitig wirksam sind, jedoch funktionell mal der Sympathikus und dann auch wieder der Parasympathikus überwiegt. Daraus ergibt sich eine synergistische, sich gegenseitig fördernde Wirkung.

Aufgaben und Funktionen des Sympathikus:

Pupillen: weiten sich
Speichelproduktion: wird gehemmt
Bronchien: weiten sich
Gefäße: verengen sich
Koronargefäße: weiten sich
Herzschlagfrequenz: wird erhöht
Magen: wird gehemmt

Bauchspeicheldrüse: wird gehemmt
Gallenblase: wird gehemmt
Dünn- und Dickdarmperistaltik: wird gehemmt
Blase: wird entspannt
Nebennieren: Anregung der Adrenalinfreisetzung
Stoffwechsel: Energiebereitstellung und Verbrauch

Aufgaben und Funktionen des Parasympathikus:

Pupillen: verkleinern sich
Speichelproduktion: wird erhöht
Bronchien: verengen sich
Gefäße: weiten sich
Koronargefäße: verengen sich
Herzschlagfrequenz: wird niedriger
Magen: wird aktiviert
Bauchspeicheldrüse: wird aktiviert
Gallenblase: wird aktiviert
Dünn- und Dickdarmperistaltik: wird angeregt
Blase: wird angespannt
Nebennieren: Hemmung der Adrenalinfreisetzung
Stoffwechsel: Aufbau und Speicherung von Energie

Bei dem bezeichneten Reaktionsmuster nach H. Selye handelt es sich um die Antwort auf erhöhte Beanspruchung/Stressoren. Durch eine Aktivierung des Nebennierenmarks werden Adrenalin und Noradrenalin freigesetzt und der Sympathikus stimuliert, d. h., die obengenannten Aufgaben werden im Organismus angeregt und umgesetzt. Dadurch wird erreicht, dass im Innern des Organismus die Voraussetzung geschaffen wird, damit im Außen Reaktionen auf Belastungen/Stressoren, wie z. B. rennen, Gewichte heben usw., stattfinden können.

Kommt es nun zu einer massiven Stressreaktion greift der Organismus auf uralte, im ältesten Teil des Gehirns, dem Reptiliengehirn, angelegte Muster zurück. Zu kämpfen, zu fliehen oder wenn beides fehlschlägt, zu erstarren. Erinnern Sie sich an bedrohte Tiere. Rehe, Pferde, Kaninchen, Antilopen sind von jeher Fluchttiere und rennen weg, wenn Gefahr droht. Andere Tiere verteidigen Ihr Revier, wenn ein anderes Tier dort eindringt. Wenn Tiere weder fliehen noch kämpfen können erstarren diese Tiere. Von außen beobachtet wirken sie leblos. Wird eine Antilope von einem Leopard zu Fall gebracht und liegt nun leblos da, der Leopard für einen Moment abgelenkt wird, hat die Antilope in diesem Moment die Möglichkeit doch noch zu entfliehen, indem sie sich aus der Starre löst und blitzschnell die Flucht erfreift. Im menschlichen Gehirn, dem Reptiliengehirn sind diese Muster genauso verankert. Auch wenn wir in einer sehr fortschrittlichen Zeit leben, funktioniert dieser Teil des Gehirns noch genauso wie zu Zeiten der Jäger und Sammler.

Sue, kämpfen, flüchten, erstarren

Die Gestalt lässt auf dem einfach angelegten sandigen Weg im Naturschutzgebiet das Fahrrad fallen und kommt schnellen Schrittes mit tief ins Gesicht gezogener Kapuze auf die Frau zu, die in der Abenddämmerung spazieren geht.

Sue, Anfang zwanzig, sieht eine Gestalt, schwarz gekleidet, die Kapuze tief ins Gesicht gezogen, die gerade das Fahrrad loslässt und sie aus den im Schatten liegenden Augen fixiert. Das einzige Geräusch was sie vernimmt ist Ihr Herz, das unaufhörlich schnell und laut in Ihrer Brust schlägt, während Ihr Blut sprichwörtlich im restlichen Körper gefriert und Ihr Körper erstarrt. Die Szene brennt sich in Ihr Gedächtnis ein.

Er war aufgeregt, sein Körper fühlt sich vital und stark an, er erkennt Ihre Angst und ein kaum wahrnehmbares Grinsen umspielt augenblicklich seine Mundwinkel. Oh ja, er liebt es, wenn sie Angst haben, das gibt dem ganzen immer diese eine ganz besondere Note, die ihn sogar manchmal fast erheitert. Wie dumm musste Sie auch sein, mitten im November im Halbdunkeln alleine hier an diesem Ort zu sein. Er weiß, was er als nächstes tun wird.

Ein lautes Scheppern erklingt und die Fahrradklingel gibt einen leisen Ton dazu, als sie durch die Wucht des Fahrradaufpralles auf dem Boden in Vibration gerät.

An Sue's Ohren dringt ein lautes Scheppern und der Ton, die Vibrationen durchdringen die Eingefrorenheit Ihres Körpers. In Ihrem Inneren schüttelt Sie etwas wach. Sie weiß, das JETZT etwas passieren muss. „Einstein" Ihre Stimme hört sich für Sie selbst fremd an.

Der Mann geht siegessicher schnellen Schrittes auf sie zu „Einstein" hört er Sie sprechen. Seine Aufmerksamkeit wendet sich von ihr ab und seine Augen durchdringen suchend das tiefe dunkle der Nacht als Grchrchrchrrchrrch ... Ein kehliges Knurren durchschneidet das halbdunkele der hereinbrechenden Nacht und ein fast über ein Meter hoher sehr stabiler Hund mit aufgestelltem Nackenhaar und gefletschten Zähnen steht wie aus dem Nichts vor der Frau. Grchrrchrrrrchrrrrchr ...

Dem Mann stockt für einen kurzen Moment der Atem, betrachtet eine Millisekunde die Frau und diesen zum kämpfen bereiten Köter. Er dreht sich um, schnappt sich das Fahrrad und ist im nu in der Dunkelheit entflohen.

Stress wurde im Sprachgebrauch lange Zeit in Eustress und Disstress unterteilt. Eustress ist in diesem Sinne als positiver Stress zu verstehen.

Eine angemessene Aktivierung auf angemessene Beanspruchungen. Ein gewisses Maß an Stress (Eustress) ist daher lebensnotwendig und auch vollkommen ungefährlich. Das Hormon „Adrenalin" sorgt neben anderen Hormonen für die Aktivierung des Sympathikus. Ein weiteres Hormon ist das sogenannte Kortisol, das insgesamt längere Zeit im Blutkreislauf verbleibt als das Adrenalin. Kortisol wird bei länger andauerndem „Stress" im Organismus ausgeschüttet und mit zunehmendem Alter erhöht sich die Dauer, bis Kortisol im Körper wieder abgebaut worden ist.

Lang andauernder starker Stress (Beanspruchungen, die über die eigenen Leistungsmöglichkeiten hinausgehen), Disstress, können negative gesundheitliche Auswirkungen haben.

Kurzfristige Auswirkungen
Konzentrationsstörungen, Gereiztheit, Muskelverspannungen, evtl. auch Muskelverhärtungen, ...

Mittelfristige Auswirkungen
Müdigkeit, Erschöpfung, Schlafstörungen, Niedergeschlagenheit, ...

Langfristige Auswirkungen
Einschränkungen von Hobbys und sozialen Kontakten, ...

Stresskrankheiten oder auch sogenannte adaptive Krankheiten können aus sehr langanhaltendem stärkerem Stress resultieren und sich manifestieren in Magen- und Darmgeschwüren, starken Rückenschmerzen, Herz-Kreislauf-Störungen, ...

Die wissenschaftlichen Belege dafür stammen durchweg aus Tierversuchen, die mit teils drastischen physischen Stressoren (z. B. Vergiftungen, schwere Körperverletzungen, Hitze und Verbrennungen, extreme Kälte, extreme körperliche Anstrengung) durchgeführt wurden. Diese Versuche haben bewiesen, dass es bei den Tieren bei einer disproportionalen Mobilisierung, d. h. ihr Organismus muss dabei viel mehr leisten, als er normalerweise kann, zu Zuständen der Erschöpfung, dem Zusammenbruch der körpereigenen Abwehr, somit auch zu Krankheit und letztlich auch zum Tode, führen kann.

Heute werden die Begriffe Eustress und Disstress nicht mehr verwendet, sondern nur noch der Begriff Stress gebraucht.

Beanspruchungen – Stressoren
→ körperlich: schweres Heben, Sprinten, ...
→ physikalisch: Kälte, Hitze, Lärm, ...
→ chemisch: Schadstoffe, Drogen, ...
→ medizinisch: Infektionen, Verletzungen, Verbrennungen, ...
→ Umwelteinflüsse: Abgase, Strahleneinwirkung, ...
→ psychisch: Isolation, Prüfungen, Belastungen in der Familie, der Schule, in der Berufswelt, Leistungsdruck, ...
→ emotional: Ärger, Frustration, Verzweiflung, Freude, Erregung, ...

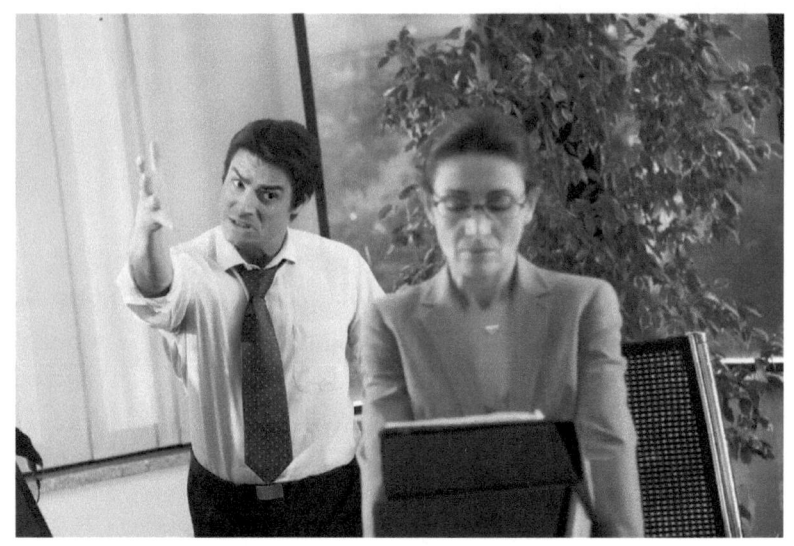

Leistungsstress

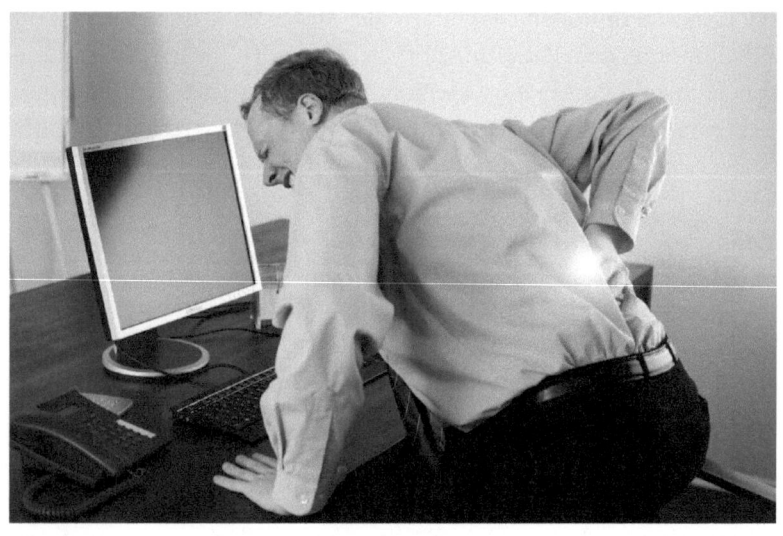

Physiologischer Stress

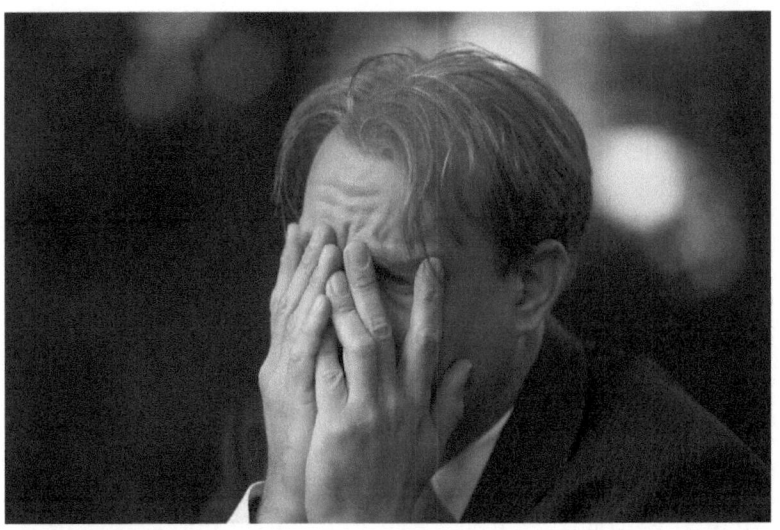

Emotionaler Stress

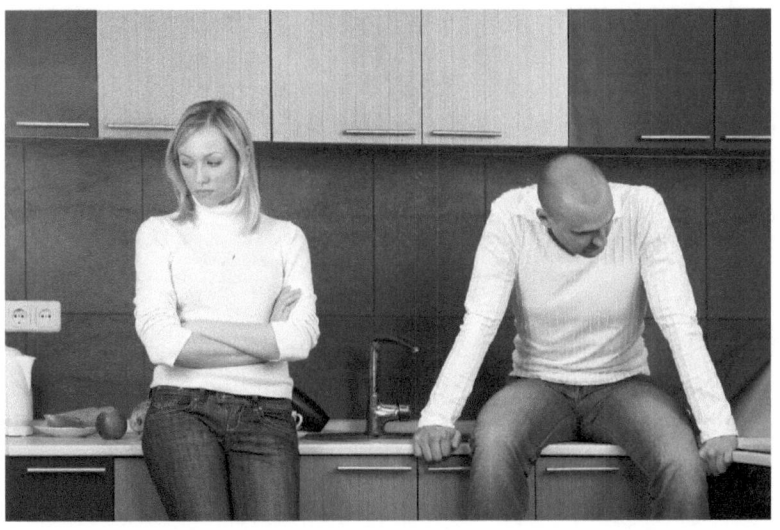

Sozialer Stress

Nicht jeder Mensch wird die obengenannten Belastungen automatisch alle als Stress empfinden.

Den einen Menschen fordert das eine mehr, der andere empfindet vielleicht etwas ganz anderes als stressig. Jeder Mensch hat ganz individuelle Stärken und auch Schwächen. Diese entstehen im Laufe des Lebens und sind abhängig von einer Vielzahl von Faktoren, wie z. B. Bildung, Nahrung, soziales Umfeld, genetische Faktoren, …

Beispiele

Jemand ist in einer Umgebung aufgewachsen, die sehr viel Wert auf Bildung und somit auch auf gute schulische Noten legt. Dieser Mensch wird eher sehr viel Zeit mit Lernen und sich vielleicht weniger mit Sport beschäftigt haben.

Jemand anders ist vielleicht nicht so viel gefördert worden in der Bildung und hat andere schulische Leistungen erbracht. Hat vielleicht aber auch jeden Nachmittag mit seinen Freunden Basketball gespielt und sich vielleicht auch schon früh gegen andere durchsetzen und behaupten müssen.

Nun kann es sein, dass die erste Person ziemliche Probleme bekäme, wenn sie schwere körperliche Arbeit verrichten sollte, da dies eine Überforderung wäre, und diese Person hätte somit viel Stress.

Im Gegensatz dazu würde die andere Person es sehr wahrscheinlich als schwer empfinden, wissenschaftliche Texte aufzubereiten und durchzuarbeiten.

Dies sind einfache Beispiele, um die unterschiedliche Entwicklung und die daraus resultierenden Stärken und Schwächen darzustellen. Jeder wird sicher eine Reihe von weiteren Beispielen für sich in seinem Umfeld entdecken können.

Versuch einer Definition von Stress

„Unter Stress kann man alle Einwirkungen verstehen, an die der Körper nicht in genügender Weise adaptiert, angepasst ist: z. B. Operationen, Vergiftungen, Schlägereien, Schwangerschaft, aber auch Ärger mit dem Vorgesetzten, Mobbing …"

Frau Martin – Unterschiedliche Aus-Wirkungen von Stress

„Frau Martin, haben sie die Zahlen für die Präsentation um 14.30 Uhr? Sie haben sich gemerkt, das Hr. Unuri seinen Kaffee nur mit fettarmer Milch trinkt? Und den Termin von morgen früh um 9.00 Uhr auf 10.30 Uhr umlegen. Ach ja, mein Ticket für Freitag haben Sie gebucht, und die Theaterkarten sind schon hinterlegt, oder? Sie nickt noch eben bestätigend, das Sie das mit den Theaterkarten erledigt hat und Ihr Chef ist auch schon an Ihrem Schreibtisch vorbei weiter in sein Büro gegangen, Sein Telefon klingelt. Das Telefon von Frau Martin klingelt auch und während Frau Martin das Telefonat entgegennimmt, notiert sie Ihre weiteren Aufgaben. Um die Präsentation fertig zu stellen, benötigt Sie noch die Zahlen, die jetzt hoffentlich als E-Mail aus der anderen Abteilung eingegangen sind. Sie blickt auf die Uhr, bald muss sie Ihre Tochter vom Kindergaren abholen, die Zahlen sind noch nicht da, noch mal telefonieren. Sie bemerkt leichte Kopfschmerzen, die Sie hin und wieder kurzfristig hat. Das kennt Sie schon, die gehen wieder weg, wenn sie später Ruhe hat. Ihre Pause hat sie heute morgen wegen einem wichtigen Telefonat ausfallen lassen und Ihre Wasserflasche hat Sie auch noch nicht wieder neu aufgefüllt für den heutigen Tag. Das macht Sie sonst immer in Ihrer Pause. Ihr Telefon klingelt wieder und wie gewohnt nimmt Sie den Hörer ab.

So sehen oft alltägliche Abläufe aus. Zu den kurzfristigen Auswirkungen von Stress kommen oft im Laufe der Zeit mittel und langfristige Auswirkungen hinzu.

Ein weiteres Phänomen, das in Firmen mittlerweile häufiger beobachtet wird, ist, das sich viele Mitarbeiter aus Angst um ihren Arbeitsplatz, vieles sprichwörtlich herunterschlucken und sich zuviel auf die eigenen Schultern aufladen. Das Ergebnis ist nicht selten das die Mitarbeiter noch mehr, oder auch generell schon früher gestresst sind. Kommen nun weitere Belastungsfaktoren hinzu, größere Belastungen am Arbeitsplatz, ein Familienmitglied ist schwer krank geworden, vergrößert sich der Stresszustand physisch und psychisch.

Viele kommen wieder in eine Erholungsphase, regenerieren sich und lernen diese Schleife im Laufe der Zeit erneut kennen.

Bei anderen treten noch weitere Belastungsfaktoren auf, eine eigene Krankheit, man hat noch eine zusätzliche Arbeitsaufgabe bekommen, die man allerdings in der momentanen Firmensituation nicht ablehnen kann, usw. Oft ist man in solchen Situationen angreifbarer und es passiert, das man tatsächlich auch von anderen angegriffen wird, das sich bis zum Mobbing steigern kann. Menschen reagieren in extremen Situationen unterschiedlich. Bei vielen erfolgt eine erneute Krankschreibung, evtl. auch eine Kündigung, wenn man denn in der Position ist auch anderswo einen guten Job zeitnah zu finden.

In einigen Fällen ist auch schon ein destruktives Verhalten beobachtet worden, das als Workplace Violence, Gewalt am Arbeitsplatz benannt wird. Ehemals oftmals sehr loyale Mitarbeiter, die ihrer Destruktivität auf verschiedene Art und Weise Ausdruck geben. Im Laufe der nächsten Jahre eines der großen Themen, das in Firmen und im öffentlichen Leben eine große Herausforderung darstellen wird.

Das Prinzip der Adaption

Adaption ist ein anderes Wort für anpassen.

Lamarck (1744 – 1829), ein Naturforscher, erkannte, „Alle Organe, die geübt werden, entwickeln sich stärker, werden leistungsfähiger – oder anders ausgedrückt, der Körper hat die Fähigkeit, sich den Beanspruchungen, die an ihn herangetragen werden, anzupassen." Diese Erkenntnis von Lamarck beschreibt ein Naturgesetz, das jeden Organismus zu jeder Zeit und an jedem Ort betrifft. Somit gehört das Prinzip oder auch Phänomen der Adaption zum täglichen Leben.

In der geschichtlichen Entwicklung des Lebens auf der Erde haben sich verschiedenste organische Lebensformen immer wieder neu anpassen, adaptieren müssen und sich dadurch weiterentwickelt. Bei inneren oder äußeren Belastungen, Anforderungen, Stressoren reagiert ein Organismus mit dem Ziel, diese zu bewältigen. Dieses Prinzip findet sich z. B. als biologische Grundlage der Trainingslehre im Sport. Waren Sie schon einmal in einem Fitnesscenter und haben ein Gerätetraining absolviert? Dann erinnern Sie sich vielleicht, dass der Trainer einen Trainingsplan mit verschiedenen Übungen an Geräten mit dem jeweiligen Trainingsgewicht und der dazugehörigen Wiederholungszahl für Ihren individuellen Leistungsstand festgelegt hat. Alle sechs bis acht Wochen wird in der Regel bei regelmäßigem Training ein neuer Plan erstellt, wo sich die Übungen leicht unterscheiden können, jedoch die Wiederholungszahl und das Trainingsgewicht verändert werden, um einen erneuten Trainingsreiz in Richtung Leistungssteigerung zu setzen, z. B. mit dem Ziel, die Kraft zu trainieren.

Das Naturgesetz der Adaption gilt nicht nur für das Trainieren von Kraft, sondern prinzipiell für alles. So auch für die Ausdauer.

Beispiele

Sie möchten sich sportlich betätigen und entschließen sich dreimal pro Woche joggen zu gehen im nahe gelegenen Wald. Am Anfang werden Sie schnell aus der Puste kommen und merken, dass Sie das sehr anstrengt. Nun gibt es drei Möglichkeiten, wie Sie sich verhalten können.

1. Sie sagen sich, das ist mir viel zu anstrengend und schwitzen – nein danke, und hören mit der Lauferei auf.

2. Sie steigern sich langsam. Z. B. von 15 Minuten Laufen auf 20 Minuten, dann auf 25, 30 und so weiter.

3. Sie denken sich, das ist ja lächerlich, nach 10 Minuten aus der Puste zu sein. Ich habe mir 30 Minuten vorgenommen und laufe jetzt weiter. Mein Körper schafft das schon. Beim Laufen stolpern Sie dann vielleicht über eine kleine Unebenheit im Boden und verletzen sich. Wenn das nicht passiert, werden Sie zumindest einen solchen Muskelkater haben, der Ihnen die Lust am Laufen in der nächsten Zeit wohl nehmen wird.

Was ist bei 1 – 3 geschehen?

1. Eine Adaption/Anpassung an eine höhere Belastung bleibt aus, da hier das Laufen abgebrochen worden ist. Demzufolge bleibt auch eine allgemeine Verbesserung der körperlichen Fitness und Leistungsfähigkeit im Alltag aus.

2. Das Verhältnis von Leistungsanforderung und Leistungsvermögen ist ausgewogen und an die individuelle Leistungsfähigkeit angepasst und ausgebaut worden. Demzufolge kommt es zu einer Leistungssteigerung beim Laufen und auch zu einer allgemeinen Verbesserung der körperlichen Fitness und Leistungsfähigkeit im Alltag.

3. Hier tritt eine deutliche Überforderung des Organismus auf. Bei Überforderungen (massiven Überforderungen) kommt es häufig zu negativen Auswirkungen auf den Organismus, z. B. in Form von Verletzungen. Dabei tritt keine Leistungssteigerung ein.

Wichtig ist zu erinnern, dass die Leistungsfähigkeit, die ein Mensch erworben hat, ständig auch beansprucht und genutzt werden sollte, da bei weniger Nutzung sich die Adaption/Anpassung auch umkehrt.

Wenn z. B. jemand sein Laufen auf 45 Minuten trainiert hat und nun meint, jetzt reicht's, der Winter ist da, draußen ist es so kalt und nass und drinnen ist es warm und gemütlich, und nicht mehr trainiert, sollte sich nicht wundern, wenn im Frühjahr die Luft wieder nach 15 Minuten knapp wird und das ganze Training von vorne beginnt.

Noch eine Bemerkung am Rande …
Naturgesetze gelten immer. Menschen, die glauben, weil man Steuergesetze umgehen kann, könnte man das auch bei Naturgesetzen tun, befinden sich definitiv im Irrtum. Wer mit 180 km/h in eine 90-Grad-Kurve fährt, ist einfach nur … Da ändert auch die Marke des Autos nichts mehr dran. (Verfasser unbekannt)

Körperliche Anforderungen und Stress

Belastungen, Stressoren, kommen sowohl jeweils körperlich als auch psychisch vor.

Stress (Disstress) entsteht dann, wenn das Gleichgewicht zwischen Anforderungen und den zur Verfügung stehenden Bewältigungsmöglichkeiten (körperlich und psychisch) unzureichend ist. Dadurch entsteht ein Ungleichgewicht. Je größer dieses Ungleichgewicht ist, desto mehr Stress wird dadurch verursacht.

Gleichgewicht
Anforderungen > = Leistungsfähigkeit

Ungleichgewicht
Anforderungen >>> Leistungsfähigkeit = > Überforderung = >
Stress
Anforderungen <<< Leistungsfähigkeit = > Unterforderung = >
Adaption der Leistung an Anforderungen (Leistungsminderung)

Ein Bauarbeiter bekommt den Auftrag von seinem Chef, neue Zementsäcke vom Vorratsstapel zu holen. Er ist gut trainiert, an diese Anforderungen gewöhnt und kann ohne große Mühe den Auftrag von seinem Chef erfüllen.

Anforderungen = Leistungsfähigkeit

Der gleiche Bauarbeiter bekommt den Auftrag von seinem Chef, neue Zementsäcke vom Vorratsstapel zu holen. Er ist 4 Wochen krankgeschrieben gewesen aufgrund eines Bänderrisses im rechten Sprunggelenk. Beim Anheben des ersten Zementsackes merkt er, dass sein rechtes Sprunggelenk schmerzt und für ihn das Heben und Tragen eine sehr große körperliche Belastung ist.

Anforderungen >>> Leistungsfähigkeit; durch den Bänderriss und die daraus resultierende Pause hat sich die Leistungsfähigkeit dieses Bauarbeiters durch Reduktion angepasst/verringert.

Nun gibt es die Möglichkeiten, ein Gleichgewicht wiederherzustellen, sich zu überfordern und zu unterfordern.

Er entscheidet sich dafür, das Ganze langsam anzugehen und sich allmählich wieder an die Belastung zu gewöhnen, und übernimmt leichtere Arbeiten, die er leisten kann. Damit passt er die an ihn gestellten Anforderungen seiner momentanen Leistungsfähigkeit an und bringt sich dadurch wieder in ein Gleichgewicht. Im Verlauf der nächsten drei Wochen erhöht er langsam die Anforderungen und gibt seinem Körper die Zeit, sich immer wieder neu anzupassen. Seine Leistungsfähigkeit steigt und nach diesen drei Wochen ist er wieder in der Verfassung, Zementsäcke zu tragen.

Adaption zwischen Anforderungen und Leistungsfähigkeit ist erfolgt und die Leistungsfähigkeit hat sich erhöht.

Er schont sich nicht und überlastet sich permanent während der Arbeit. Nach zwei Wochen hat er ständig Schmerzen im rechten Sprunggelenk und durch die Fehlbelastung des Fußes hat er nun auch Rückenschmerzen bekommen. Er wird vom Arzt erneut krankgeschrieben, entzündungshemmende Medikamente mit Nebenwirkungen sind jetzt erforderlich und Physiotherapie ist notwendig.

Anforderungen >>> Leistungsfähigkeit; führt zu ständiger Überforderung und negativen Folgen, wie z. B. der erneuten Krankschreibung aufgrund der gesundheitlichen Verschlechterung.

Er schont sich und vermeidet alle Arbeiten, die ihn auch nur leicht fordern. Nach drei Wochen ist kaum eine tatsächliche Leistungssteigerung eingetreten und er ist nicht in der körperlichen Verfassung, Zementsäcke zu tragen.

Anforderungen <<< Leistungsfähigkeit > Unterforderung = Die Leistung hat sich an die gestellten Anforderungen angepasst.

Psychische Anforderungen und Stress

Belastungen, Stressoren, kommen sowohl jeweils körperlich als auch psychisch vor.

Stress (Disstress) entsteht dann, wenn das Gleichgewicht zwischen Anforderungen und den zur Verfügung stehenden Bewältigungsmöglichkeiten (körperlich und psychisch) unzureichend ist. Dadurch entsteht ein Ungleichgewicht. Je größer dieses Ungleichgewicht ist, desto mehr Stress (Disstress) wird dadurch verursacht.

Gleichgewicht
Anforderungen > = Leistungsfähigkeit

Ungleichgewicht
Anforderungen >>> Leistungsfähigkeit = > Überforderung = > Stress
Anforderungen <<< Leistungsfähigkeit = > Unterforderung = > Adaption der Leistung an Anforderungen

Psychischer Stress entsteht infolge einer Unstimmigkeit zwischen spezifischen Anforderungen und subjektivem Bewältigungsverhalten, Bewältigungsstrategien (Coping).

Coping (bewältigen) sind bewusste Strategien, die im täglichen Leben eingesetzt werden. In Verbindung mit Coping wird auch von kognitivem (gedankliche Problemlösungsprozesse) Coping, Verhaltenscoping oder auch vom emotionalem Coping gesprochen.

Der Bauarbeiter entscheidet sich dafür, das Ganze langsam anzugehen und sich allmählich wieder an die Belastung zu gewöhnen, und möchte sich Unterstützung bei seinen Kollegen oder bei seinem Chef holen. Dort heißt es: „Sie sind nicht mehr krankgeschrieben, also sehen Sie zu, dass Sie Ihre Arbeit erledigen."

Nun gibt es folgende (Verhaltens-)Möglichkeiten, wie das Ganze weitergehen kann.

Der Bauarbeiter antwortet: „Sie wissen, dass ich das vor dem Bänderriss leisten konnte. Jetzt jedoch brauche ich etwas Zeit, damit sich mein Körper wieder an die Belastung anpassen kann."

Sein Chef stimmt diesem Vorschlag zu. Der Bauarbeiter hat unter Nutzung seiner sozialen Kompetenzen die Möglichkeit wahrgenommen, angemessen auf die Anforderungen reagieren zu können, um so wieder ein Gleichgewicht herzustellen.

Der Bauarbeiter antwortet: „Ja Chef, ist gut, Chef", und geht wie gewohnt arbeiten und überfordert sich als Folge körperlich. Der Bauarbeiter hat in diesem Fall wahrscheinlich eher mangelnde soziale Kompetenzen und kann sich für sich nicht entsprechend einsetzen.

Psychischer Stress kann außer im sozialen Kontext auch infolge von Gedanken und Emotionen auftreten. Oft wird dies wahrgenommen, wenn man sich entspannt und zur Ruhe kommen will, z. B. in Form von sich aufdrängenden Gedanken, Gefühlen und Empfindungen. Dies kann auch im zeitlichen Zusammenhang mit sogenannten negativen Life Events, wie Tod, Krankheit, Schwangerschaft, Geburt, Scheidungen, Eheschließungen, beruflichen Schwierigkeiten, Geldengpässen usw., auftreten.

Auch im Zusammenhang mit Krankheitsbildern, die körperlich sind, können schon vorhandene Coping-, Abwehr- und Steuerungskompetenzen geschwächt werden, was wiederum zu psychischem Stress führt. Körperliche Ursachen können sein: Demenzen, Hirntumore, Schädigungen von Hirnstrukturen, Organen und Ähnlichem.

Außergewöhnliche Belastungsfaktoren, wie Schlafentzug, Medikamente, Drogen usw., können ebenfalls zu einer Schwächung oder einem Ausfall führen.

Unter Schockzuständen, wie sie z. B. bei schweren Unfällen und traumatischen Erlebnissen auftreten, werden die ansonsten im Alltag verfügbaren Coping-, Abwehr- und Steuerungskompetenzen meist auch geschwächt.

Körper und Psyche, ein System

Beide, Körper und Psyche, sind Teile eines Systems und beeinflussen sich daher gegenseitig.

Nun, würde das nicht jedes Kind antworten auf die Frage, gehören Körper und Psyche zusammen? Dies ist anzunehmen und auch eine sehr natürliche Antwort.

In der Entwicklung der Wissenschaft sind Körper und Geist jedoch überwiegend getrennt voneinander betrachtet und untersucht worden. René Descartes, ein Mathematiker (1596 – 1650) und Begründer der Philosophie des Rationalismus, folgerte, dass nur genau Messbares und verstandesgemäß Erfassbares wahr sein könne. Daraus folgte die Trennung zwischen Körper und Geist, der Begriff des Dualismus wurde geprägt. Es ergab sich bald darauf die Debatte über die Leib-Seele-Problematik. Diese Philosophie wurde von weiteren Philosophen, z. B. von Baruch (Benedictus) de Spinoza und anderen, aufgegriffen und hinterfragt.

Die Entwicklung seitdem bringt Vor- als auch Nachteile mit sich.

Im Mittelalter ist z. B. die Geburt von Kindern bei vielen Frauen untersucht worden. Dadurch konnten verschiedene Lagen des Kindes und auch wie die Geburt verlief, dokumentiert und anschließend daraus Schlussfolgerungen gezogen werden. Dieses Wissen wurde genutzt und man erprobte Anwendungsmöglichkeiten, wie damit umzugehen sei. Ein Arzt stellte fest, dass die Todesfolgen durch Infektionen geringer verliefen bei den Frauen, wo er sich vorher die Hände mit Seife wusch. Seine Schlussfolgerung war, dass die Sauberkeit auch vor der Geburt eine große Rolle spielte und es nicht nur darauf ankam, sich nach der Geburt zu waschen. Seine Kollegen wollten anfangs nicht so recht auf ihn hören und meinten, das sei doch wohl unnötig.

Die heutige Anwendung der Sterilität in der Medizin und auch auf anderen Gebieten beantwortet die Frage, welche Meinung und welches Verhalten sich durchgesetzt haben in der Geschichte, und diese Entwicklung war ein sehr großer Durchbruch in der medizinischen Anwendung.

Und die Nachteile, die entstehen können?

Folgende Situation: Ein Kind mit einer Blinddarmentzündung liegt auf dem Behandlungstisch. Der Arzt kommt, untersucht das Kind, stellt seine Diagnose und ordnet an, was zu tun ist. Das Kind hat jedoch Angst und will nicht operiert werden. Der Arzt hat keine Zeit, seine Diagnose ist gestellt und alles Nötige ist veranlasst. Für die Psyche ist er nicht direkt zuständig. Also entweder muss ein Psychologe her oder das Kind wird so operiert. Bei einer akuten Blinddarmentzündung fehlt die Zeit für einen Psychologen und das Kind kommt in den OP. Wie kann diese Geschichte weitergehen?

Im Nachhinein heilt die Wunde sehr schlecht und das Kind ist stiller geworden. Zuhause bekommen die Eltern Probleme mit dem Kind, wenn es zum Zahnarzt soll, und irgendwann einmal sitzen die Eltern mit ihrem Kind bei einem Psychologen, der eine spezifische Phobie (Angst) diagnostiziert. Das Kind wird therapiert, von einem Psychologen, der Spezialist für die Psyche ist.

Oder ...

Die gleiche Situation, jedoch kommt ein anderer Arzt, der auch seine Diagnose stellt und seine Anordnungen trifft. Dieser Arzt bemerkt nun die Angst des Kindes, geht auf das Kind ein und nimmt ihm so die Angst vor dem Eingriff. Die Wunde heilt gut und das Kind entwickelt sich prächtig.

Wechselwirkung im System

Wenn die Rede von Stress ist, ist es sinnvoll, den Menschen zu sehen, der Stress erlebt, und dabei zu wissen, es gibt die Psyche und den Körper und Belastungen, die eher den Körper und eher die Psyche betreffen. Die folgenden Beispiele sollen diese gegenseitige Beeinflussung deutlicher machen und um dies plakativ darzustellen, dienen die Skalenwerte mit ihrer Addition.

1.
Eine Frau verbrennt sich beim Kochen die Hände und muss damit in ärztliche Behandlung. Diese Verletzung löst Stress aus.
Stress körperlich: **0** **1** 2 3 4 5 6 7 8 9 10
Stress psychisch: **0** **1** 2 3 4 5 6 7 8 9 10
Gesamt-Stress-Wert: **7**

Nach der ärztlichen Versorgung der Verbrennung und einer Schmerzbehandlung tritt eine deutliche Stressreduktion ein.
Stress körperlich: **0** **1** 2 3 4 5 6 7 8 9 10
Stress psychisch: **0** **1** 2 3 4 5 6 7 8 9 10
Gesamt-Stress-Wert: **3**

2.
Eine Frau verbrennt sich beim Kochen die Hände und muss damit in ärztliche Behandlung. Diese Verletzung löst Stress aus. Sie macht sich große Sorgen wegen möglicher Komplikationen und Narbenbildung.
Stress körperlich: **0** **1** 2 3 4 5 6 7 8 9 10
Stress psychisch: **0** **1** 2 3 4 5 6 7 8 9 10
Gesamt-Stress-Wert: **12**

In der Arztpraxis hat der Arzt wenig Zeit. Ihre sozialen Kompetenzen sind sehr gut. Sie entscheidet sich offensiv mit der Situation umzugehen und stellt ihre Fragen. Dies hat zur Folge, dass sie sich psychisch weniger Gedanken und Sorgen macht (Stressreduktion) und sich nun wieder beruhigen kann. Medizinisch erfolgt eine Versorgung der Verbrennung und eine Schmerzbehandlung (Stressreduktion).
Stress körperlich: **0** **1** 2 3 4 5 6 7 8 9 10
Stress psychisch: **0** **1** 2 3 4 5 6 7 8 9 10
Gesamt-Stress-Wert: **3**

3.

Eine Frau verbrennt sich beim Kochen die Hände und muss damit in ärztliche Behandlung. Diese Verletzung löst Stress aus. Sie macht sich große Sorgen wegen möglicher Komplikationen und Narbenbildung.

Stress körperlich: 0   1   2   3   4   5   6   7   8   9   10
Stress psychisch: 0   1   2   3   4   5   6   7   8   9   10
Gesamt-Stress-Wert: **12**

In der Arztpraxis hat der Arzt wenig Zeit. Ihre sozialen Kompetenzen reichen nicht aus, um gezielt Fragen zu stellen. Nach der ärztlichen Versorgung der Verbrennung und einer Schmerzbehandlung ist sie entlassen. Körperlich sollte die Behandlung zu einer Schmerz- und Stressreduktion führen, da sie sich jedoch psychisch kaum beruhigen kann, sie macht sich weiter Gedanken über mögliche Narben, verbessert sich der körperliche Zustand insgesamt etwas langsamer.

Stress körperlich: 0   1   2   3   4   5   6   7   8   9   10
Stress psychisch: 0   1   2   3   4   5   6   7   8   9   10
Gesamt-Stress-Wert: **12**

Grundspannung

Jeder Mensch verfügt über eine sogenannte Grundspannung. Kommt es bei Menschen zu starker Überforderung und ist diese Überforderung über längere Zeit permanent vorhanden, so kann die Grundspannung insgesamt bei einem Menschen ansteigen. Ein Mensch mit einer schon eher hohen Grundspannung reagiert auf weiteren Stress empfindsamer als jemand mit einer niedrigeren Grundspannung.

Veränderung der Grundspannung

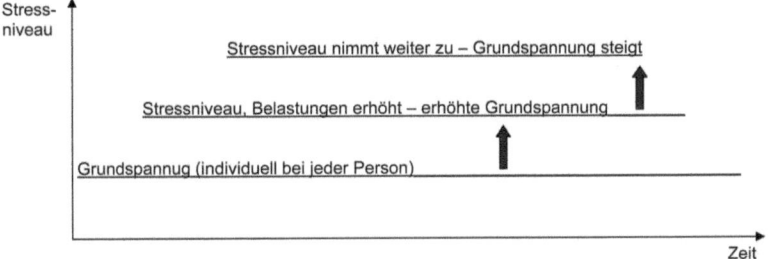

Ein Teufelskreis

Eine Frau verbrennt sich beim Kochen die Hände und muss damit in ärztliche Behandlung. Diese Verletzung löst Stress aus. Sie macht sich große Sorgen wegen möglicher Komplikationen und Narbenbildung und findet dieses Ereignis schlimm.

Stress körperlich: 0 1 2 3 4 5 6 7 8 9 10
Stress psychisch: 0 1 2 3 4 5 6 7 8 9 10
Gesamt-Stress-Wert: 15

Sie geht zum Arzt und dort werden die Verbrennungen versorgt und der Arzt sagt ihr auch, dass aller Wahrscheinlichkeit nach nichts mehr später davon zu sehen sei. Auch nicht in Form von Narben. Sie kann sich trotz allem nicht beruhigen, denkt darüber nach und das alles wird für sie von Minute zu Minute schlimmer.

Sie stellt sich die Narben vor (subjektive Wahrnehmung) und denkt, wie werden wohl andere darauf reagieren, das sieht ganz schlimm aus. (Dies löst eine Aktivierung des Sympathikus aus.) Sie merkt, wie sie sich immer unwohler fühlt, und bekommt es allmählich doch mit der Angst zu tun. Was soll sie denn nur tun, wenn andere die Narben dann ganz abstoßend finden und sie womöglich dann alleine zu Hause Kaffee trinken muss. Diese Befürchtung löst noch mehr Stress aus, die Anspannung steigt weiter.

Durch diesen Teufelskreis, ist die Person großem psychischem Stress ausgesetzt und dies führt zu einer massiven Aktivierung des Sympathikus, der dann wiederum Körperreaktionen auslöst. Diese werden wiederum wahrgenommen und die Situation wird gedanklich bestätigt, wie schlimm das alles ist, was alles noch passieren kann, und beeinflusst und bestimmt dadurch die Gedanken, die Gefühle und das Verhalten. Die Gedanken drehen sich weiter und der Körper reagiert und ein Kreislauf entsteht … Dabei steigt der Stress und das Ungleichgewicht wird immer größer. Dieser Teufelskreis ist dysfunktional und hat keinen sinnvollen Nutzen.

Stress körperlich: **0** **1** **2** **3** **4** **5** **6** **7** **8** **9** **10**
Stress psychisch: **0** **1** **2** **3** **4** **5** **6** **7** **8** **9** **10**
Gesamt-Stress-Wert: **18**

So ein Teufelskreislauf ist in der Regel nicht vollständig bewusst und daher schwerer beeinflussbar. Im zweiten Teil wird dieser Kreislauf wieder aufgegriffen.

Gedanken und Erkenntnisse

Entweder der Stress und somit die Aktivierung des Sympathikus wird unterbrochen und eine Regulation kann sich einstellen, oder der Stress bleibt, vergrößert sich.

Wenn der Stress bleibt oder noch zunimmt, kann das zu einem erhöhten Stressniveau mit den daraus resultierenden Auswirkungen/Folgen führen.

Regulierungsfördernd (indirekt) wirken z. B. folgende Techniken und Verfahren

→ Autogenes Training
Einsatz von gezielten Suggestionen, in Anlehnung an die Hypnose

→ Progressive Muskelrelaxation nach Jacobson
Dem Prinzip folgend, nach Anspannung folgt Entspannung

→ geführte Traumreisen – Phantasiereisen
ein Spaziergang am Strand in der Phantasie, meist mit ruhiger Musik unterlegt

→ Kurzverfahren aus der Eutonik
Basierend auf Kurzzeit Konzentrationstechniken

→ Meditation
Voraussetzung für die Meditation ist die Fähigkeit der Konzentration. Sich nur auf ein einzelne Sache im Hier und Jetzt zu konzentrieren

→ Qigong
Energiearbeit mit und ohne Bewegung

→ Tai-Chi
Energiearbeit, Dehnung und Kräftigung in Bewegung

→ Pilates
Entspannungsverfahren mit langsamen Bewegungen und Dehneffekt

→ Und sicherlich gibt es weitere Entspannungsverfahren, wie z. B. das Yoga ...

Regulierend (direkt) wirken

→ Medikamente, die eine Dämpfung des vegetativen Nervensystems bewirken; Benzoediazepine, niederpotente Neuroleptika, ...

Entscheidend ist, wie jemand die Stressoren subjektiv erlebt, ob und wie viel Leidensdruck besteht und welche körperlichen Reaktionen sich in Folge einstellen.

Präventiv zu arbeiten im Hinblick auf die Entwicklung von bewussten, individuellen Bewältigungsstrategien, die eine Regulierung zugunsten des Gleichgewichts erlauben, ist daher sinnvoll und wichtig.

Spätestens dann, wenn sich erhöhte Belastungsreaktionen, Stresssymptome, einstellen und die Lebensgestaltung beeinträchtigen, ein Leidensdruck besteht, sollte eine Veränderung stattfinden. Oft fangen Menschen erst dann an etwas zu verändern, wenn ein Leidensdruck, meist ausgelöst durch eine Erkrankung, besteht.

Prävention umfaßt: Informationen und Aufklärung, Psychohygiene, bewusste subjektive Bewältigungsstrategien (Copingstrategien), Bewegung.

Ein Gleichgewicht zwischen Stressoren und Umgangsmöglich-keiten anzustreben in angemessener Orientierung an der Realität und der eigenen Entwicklung, ist wichtig und sinnvoll.

Der alleinige Einsatz von Entspannungsverfahren bietet ein eher geringes Entwicklungspotential, da hier an den Symptomen und nicht an der Entstehung, den Ursachen der Belastungen angesetzt wird.

Mit Wissen, Kompetenz und Bewältigungsstrategien kann die Quantität des Stresses beeinflusst werden.

Dafür ist es wichtig, die Ursachen, Auslöser, die als Stress erlebt werden, wahrzunehmen.

Oder anders ausgedrückt, zu wissen, welcher Zahn Zahn-schmerzen verursacht.

Nun wird deutlich, wieso Stress auf den vorherigen Seiten so genau betrachtet worden ist, sowohl von körperlicher als auch von psychischer Seite, da sich beides jeweils als Gesamt – System ge-genseitig beeinflusst.

Teil II – Anregungen und Lösestrategien

Psychohygiene

Stellen Sie sich ein Zimmer vor, das total unaufgeräumt ist. Die Schubladen sind aufgezogen, der Mülleimer quillt über, so dass der Müll ringsumher liegt und der Fußboden übersät ist mit Hose, Pullover, Socken, die nicht paarweise zusammenpassen, benutzte Tassen und Gläser, Blätter, Stifte, ein paar geöffnete Briefumschläge mit teilweise wichtiger Post und noch einige Kleinigkeiten mehr liegen herum. Und nun stellen Sie sich vor, in genau diesem Zimmer sollten Sie eine Aufgabe erledigen, die Ihre ungeteilte Aufmerksamkeit und Konzentration abverlangt. Können Sie diese Aufgabe bewältigen oder lenken Sie die umherliegenden Sachen im Zimmer ab? Fangen Sie an sich vielleicht zu ärgern?

Stellen Sie sich genau das Gegenteil vor.

Ein Zimmer, sauber, kein Staub ist auf den Regalen oder sonstigen Flächen zu sehen, so ordentlich aufgeräumt, dass alles seinen eigenen Platz hat, ja sogar noch mehr als das, die Hosen hängen alle ganz akkurat gefaltet jede für sich auf einem Kleiderbügel, die Hosensäume schließen alle unten ab, so dass eine Linie entsteht. Unten auf dem Kleiderschrankboden stehen die Schuhe alle in Reihe, natürlich blitzblank geputzt. Auf dem Schreibtisch finden Sie alles, was Sie brauchen, zum Arbeiten. Ein Lineal, drei angespitzte Bleistifte, nebeneinander in genau gleichem Abstand, einen Brieföffner, Taschenrechner, Papier, sauber und ohne Knick auf einem Stapel. Auf diesem Schreibtisch hat alles seinen Platz und anscheinend ist dies dem Benutzer sehr wichtig.

Stellen Sie sich vor, in diesem Zimmer sollten Sie eine Aufgabe erledigen, die Ihre ungeteilte Aufmerksamkeit und Konzentration abverlangt. Was glauben Sie, würde wahrscheinlich geschehen?

Können Sie diese Aufgabe bewältigen oder werden Sie bei dem Benutzen der einzelnen Schreibutensilien und beim Zurücklegen vielleicht anfangen, sie genau wieder auf den dafür vorbestimmten Platz zurückzulegen? Und wenn ja, gelingt Ihnen das? Oder fangen

Sie vielleicht an sich zu ärgern? Oder fangen Sie an, über diese Ordnung nachzudenken?

Wie ist Ihr Platz gestaltet, wo Sie aufmerksam und konzentriert Aufgaben gut erledigen können?

Sehr wahrscheinlich würden Sie keines der beiden beschriebenen Zimmer auswählen, sondern sich stattdessen lieber einen Raum aussuchen, der aufgeräumt und auch gemütlich, aber wenig steril wirkt und wo Sie alle Arbeitsmaterialien, die Sie benötigen, vorfinden und sich wohl fühlen diese auch zu gebrauchen, so wie es für Sie genau passend ist.

Oder anders ausgedrückt, eine Balance zwischen Ordnung und Chaos mit einer gemütlich persönlichen eigenen Note wäre optimal.

Übertragen Sie das auf Ihren mentalen Zustand.

Wenn Sie eine Aufgabe oder ein Problem und gleichzeitig an die 100 andere Gedanken im Kopf haben. Sie vielleicht auch nur immer wieder von Ihren Gedanken, von zu erledigenden Aufgaben oder Problemlösungsversuchen unterbrochen werden, können Sie dann die Aufgabe oder das Problem gut angehen?

Wie schätzen Sie Ihre Chancen ein, dass Sie für Ihr Problem eine gute Lösung finden können?

Beobachten und stellen Sie fest, an wie viele Sachen Sie gleichzeitig oder in kurzer Zeit denken oder auch einfach so durch den Kopf gehen?

Und dann stellen Sie sich die Frage noch einmal, wie gut Sie in diesem Zustand Probleme lösen können.

Einige werden jetzt vielleicht einwenden wollen, frei nach dem Motto „Multitasking" – also möglichst gleichzeitig an vieles denken –, macht doch fast jeder und in dieser leistungsorientierten Gesellschaft ist das auch normal und vielleicht sogar notwendig? Vielleicht ist es sogar ein klein wenig chic gestresst zu sein?

Wissenschaftliche Untersuchungen der Ludwig-Maximilians-Universität in München haben ergeben, dass das Gehirn keine zwei Aufgaben gleichzeitig mit der gleichen Konzentration bewältigen kann, wie z. B. Vokabeln lernen und gleichzeitig eine Lösung für ein Problem erarbeiten oder den Inhalt einer Fernsehsendung mit aufzunehmen. Probieren Sie aus und lernen Sie selbst den Unterschied kennen, wenn Sie sich voll und ganz auf eine Aufgabe konzentrieren und eine zweite Aufgabe parallel bewältigen wollen.

Auf den folgenden Seiten finden Sie Lösestrategien und Anregungen, wie Sie Ihre eigene Psychohygiene erheblich verbessern können. Sie finden auch Anregungen und Gedanken zu dem Zusammenhang von Psychohygiene und Lebensqualität. Bei allem bitte bedenken Sie: Ein Mensch ist auch ein Gewohnheitstier!

Bei allen Änderungen in Ihren Gewohnheiten und in dem, was Sie tun, brauchen Sie eine Zeitlang, um sich an Neues zu gewöhnen.

Erst nach dieser Umgewöhnungszeit können Sie die Unterschiede zu dem, was Sie früher getan haben und wie es Ihnen damit erging, feststellen.

Geben, erlauben und schenken Sie sich selber diese Chance.

Zeitrahmen definieren – Zeitmanagement

Eine Stunde hat 60 Minuten. Ein Tag 24 Stunden.

Kennen Sie das, dass Sie wichtige Erledigungen tagein und tagaus vor sich herschieben? Und während Sie das vor sich herschieben, denken Sie immer wieder daran, dass Sie das noch erledigen müssen? Vielleicht bekommen Sie auch nach einiger Zeit ein schlechtes Gewissen?

Aber nicht nur wichtige zu erledigende Aufgaben gehören zum Alltag, sondern auch das eine oder andere Problem. Die Gedanken befassen sich mit dem Problem und über eine Lösung wird nachgedacht und nachgedacht und später wird sogar über die möglichen Folgen des Problems nachgedacht. Und diese gestalten sich bei weiterem Nachdenken als schlimm, dann als sehr schlimm und dann sind sie sogar katastrophal.

Wer schon einmal so einen Prozess in seinem Leben durchgemacht hat, der weiß, dass das sehr viel Kräfte, Zeit und Energie gefordert hat, jedoch tatsächlich nichts oder selten etwas Produktives für die Problemlösung geschehen ist. Ganz im Gegenteil. Das Problem ist sehr wahrscheinlich noch größer und scheint noch unlösbarer geworden zu sein, als es aber tatsächlich in der Realität war. Dazu sind vielleicht in der verstrichenen Zeit auch noch neue wichtige Erledigungen hinzugekommen.

Eine mögliche Lösung, um das Gedankenchaos zu vermeiden bzw. möglichst gering zu halten, ist eine zeitliche Strukturierung der zu erledigenden Aufgaben und zu lösenden Probleme. Feste Zeiten werden im Tagesablauf eingeräumt. Morgens z. B. von 9.00 bis um 11.00 Uhr oder nachmittags von 15.30 bis 17.30 Uhr. Die Zeiten können auch kürzer sein oder vielleicht auch nur an 2 oder 3 Tagen in der Woche, wenn das terminlich sinnvoller ist.

Eine feste Zeit von 20.30 bis 22.00 Uhr zu planen und danach unbeschwert einzuschlafen ist unrealistisch, daher ist es geschickt, sich den Abend freizuhalten, für etwas anderes …

Wenn Probleme schon morgens bei der ersten Tasse Kaffee, Tee oder Saft diskutiert werden und abends im Bett noch mal Probleme besprochen werden, ist die negativ aufkommende Spannung in Form von schlechter Laune, Gereiztheit und vielem mehr schon so gut wie fest vorprogrammiert.

Zeiten dafür im Tagesablauf bzw. in der Woche einzuplanen und auch einzuhalten, das ist schon fast zu simpel, damit das funktionieren kann, werden sich wohl einige Menschen denken. Tatsache ist, dass das funktioniert, wenn sich an diese einfache Regel gehalten wird.

Eine Stunde hat 60 Minuten. Ein Tag 24 Stunden.

Sie können entscheiden, wie Sie Ihre Zeit einteilen und ob Sie in Ihrer Freizeit auch Freizeit haben oder sich doch mit anderen Dingen beschäftigen, wie z. B. über noch unerledigte Aufgaben nachdenken oder Gehirnjogging in Form von Problemewälzen betreiben.

Aufbewahrungsorte definieren und Organisationsmanagement

Wird ein zeitlicher Rahmen definiert für das Beschäftigen und Lösen von Problemen, so ist die Definition von einem oder auch mehreren Aufbewahrungsorten für Briefe, Unterlagen und dergleichen in diesem Zusammenhang eine sinnvolle Ergänzung.

Wenn Zeitrahmen definiert und mit dem Partner abgestimmt werden, kann dies dann erfolgreich umgesetzt werden, wenn diese Regelung/Absprache auch eingehalten wird.

Wenn diese Einigung gilt und Briefe oder Ähnliches, die problematisch sind, neben dem Frühstückstisch auf der Fensterbank aufbewahrt werden, so wird die Umsetzung daran scheitern, dass diese Sachen gesehen werden. Beim Ansehen bewegen sich die Gedanken wieder um dieses Thema. Somit kann die Definition von einem zeitlichen Rahmen nicht mehr umgesetzt werden.

Natürlich gilt dasselbe auch für Singles. Deshalb ist die Definition von Aufbewahrungsorten wichtig. Die Umsetzung ist einfach, in dem z. B. eine eigene Schublade im Schreibtisch dafür dient, diese Sachen außer ständiger Sichtweite aufzubewahren, oder Ordner, die dann, wenn möglich, in einen Schrank gestellt werden. Wenn Sie die Ordner ständig anschauen, beschäftigen Sie sich auch wieder mit dem Inhalt.

Verknüpfen Sie Zeitrahmen und Aufbewahrungsorte. Wenn Sie sich einen Zeitrahmen gesetzt haben und Ihre Unterlagen auch an einem dafür reservierten Ort aufbewahren, werden Sie vielleicht schon bald feststellen, dass sich beides ganz hervorragend miteinander im täglichen Umgang ergänzt.

Ordnung und Zeit

„Vorsicht Sue, jetzt ist der Kaffee doch umgekippt" „Gib mir doch schnell mal das Tuch von der Spüle" weist Sue daraufhin mit einem gereizten Ton Ihren Freund Michael an.

Sie wohnen nun schon seit einigen Monaten zusammen und nach den ersten Glücksmomenten und dem gemeinsamen Urlaub machen beide immer mehr Bekanntschaft mit den Tücken und kleinen Verhaltensangewohnheiten des anderen im Alltag. Michael ergreift das gewünschte Objekt und reicht es an seine Freundin weiter, die mit dem Tuch versucht mehrere Zettel vor dem Kaffee, der sich seinen Weg in kleinen Rinnsalen über den Tisch Richtung Fußboden sucht, zu retten, leider vergebens. „Die Unterlagen brauche ich nachher noch, wie sieht das denn jetzt aus" Sue schüttelt den Kopf und wischt Kaffee von einigen Zetteln, die jetzt leicht bräunliche Färbungen haben an denen sich das Papier wegen der Feuchtigkeit schon leicht wellt. Michael kennt solche und ähnliche Situationen schon. Das wäre schließlich zu schön, morgens in Ruhe gemeinsam zu frühstücken, wenigstens Zeit für eine Scheibe Toast und einen Milchkaffee zu haben. Zu Anfang hatte er sich auf die Wochenenden gefreut, allerdings hatte ihn der Alltag eines besseren belehrt. Das musste jetzt anders werden, seine Schmerzgrenze war erreicht. „Sue" sprach Michael seine Freundin an, „heute ist Freitag, morgen räumen wir gemeinsam in der Küche auf und finden ein Ablagesystem für Deine Sachen". Sue erkennt an Michaels Stimmlage, das er jetzt keine Widerrede duldet und sie weiß, das er recht hat. Ihr tut dieses durcheinander im nachhinein, wenn sie zur Ruhe kommt, auch immer wieder leid und Sie nimmt sich dann jedes Mal vor, das Sie das in Zukunft ändern wird. Allerdings sind

Ihre guten Vorsätze am nächsten Morgen allesamt in der Eile wieder dahin.

Sue und Michael sitzen am darauffolgenden Sonntag Vormittag bei einem gemeinsamen Brunch in der Küche. Tags zuvor hatten beide gemeinsam ein Ablagesystem für Sue eingerichtet und Michael hat noch einen DinA4 Zettel mit der Aufschrift, **Bitte in die Ablage legen** ☺ für Sue dort in der Küche angebracht, wo Sie sonst immer schnell mal wieder Post und dergleichen hinlegte. An diesem Morgen erzählen Sue und Michael sich aneinander von anderen Dingen. Wer Sie sieht, sieht einen Mann und eine Frau, die frühstücken, deren Blicke sich immer wieder treffen, einander ein Lächeln schenken und sich angeregt miteinander unterhalten. Am nächsten Nachmittag trifft sich Sue mit ihrer Freundin Margie in der Sauna. Sue erzählt begeistert von ihrem neuen Ordnungssystem und das Michael auch schon diese gute Idee hatte, als er eingeführt hat, das die Beziehungsarbeit im freien, in einer neutralen Zone stattfindet. Diese Sachen draußen im Freien zu besprechen hat sich bewährt. „Sue, was ist denn so toll daran, draußen Dinge zu besprechen, die auch mal kritischer betrachtet werden?" „So können wir uns draußen Zeit und Ruhe nehmen, werden von niemandem gestört, kein Telefon, keine Nachbarn die klingeln und wir sind nebenbei an der frischen Luft. Das beste daran ist, wenn wir dann nach Hause kommen, haben wir uns meist schon unterwegs etwas schönes ausgedacht, wie wir unsere Zeit dann anschließend verbringen. Im Januar als es so geschneit hat, waren wir auch draußen, Streitthema war unsere verschiedene Urlaubsplanung. Unterwegs in der Kälte haben wir uns beide schon auf das Aufwärmen zu Hause gefreut und eine Idee für unseren gemeinsamen Urlaub hat sich dabei wie von selbst ergeben."

Prioritäten setzen und delegieren

Angenommen in einer Partnerschaft hat nachmittags ein Partner einen wichtigen Termin, einen Anwaltstermin, so ist es sinnvoll, sich voll und ganz auf diesen Termin zu konzentrieren und sich dafür auch die notwendige Zeit der Vorbereitung für die Unterlagen und für sich selber zu nehmen.

Andere Dinge wie Einkäufe und andere Erledigungen noch schnell so nebenbei zu erledigen, ist eine unnötige Belastung und kann sich auch negativ auf das Anwaltsgespräch auswirken, da man sich selber schon unter Druck setzt, alles zeitlich schaffen zu müssen und auch noch gedanklich alles zu behalten. In so einer Situation können solche Dinge an den Partner delegiert, abgegeben oder zeitlich verschoben werden.

Weiterhin ist es wichtig, sich über die tatsächliche Priorität von zu erledigenden Dingen im Klaren zu sein und sich dementsprechend zu verhalten. Anwaltsgespräche und auch die Vorbereitung sind je nach Inhalt sehr wichtig, da sie mittel und langfristige Auswirkungen auf das Leben haben können. Putzen, aufräumen und so etwas sind von der Priorität Anwaltsterminen und Ähnlichem untergeordnet und können erledigt werden, wenn dafür die nötige Zeit zur Verfügung steht und die wichtigen Dinge erledigt sind.

Manchmal beschäftigen sich Menschen gerade dann mit so unwichtigen Dingen und vernachlässigen wichtige Vorbereitungen und verzögern bewusst oder unbewusst Termine.

Diese „Ablenkungsmanöver und Beschäftigungsarbeiten" sind in den allermeisten Fällen dysfunktional. Die wirklich wichtigen Dinge bleiben unerledigt oder werden unzureichend bearbeitet, und die daraus resultierenden Folgen für das eigene Leben können in manchen Fällen massive Auswirkungen, in wirtschaftlicher oder anderer Art, zur Folge haben.

„Probleme" und Lösungen

Probleme können jedem überall begegnen und Stress auslösen. Manchmal ist schnell eine Lösung zur Hand. Dies sind meistens Probleme, die man in gleicher oder ähnlicher Weise im Leben erfolgreich meistern konnte. Sie können auf Ihre Erfahrung zurückgreifen und einsetzen.

Bei anderen Problemen steht man bildlich gesprochen wie vor einem Berg und weiß nicht so richtig, was zu tun ist. Vielleicht, weil man noch nicht vor so einem Problem in seinem Leben sprichwörtlich gestanden ist, es ist also ein neues Problem, oder weil genau dieses Problem einem schon früher das Leben ziemlich schwer gemacht hat und die Lösung hierfür in der Vergangenheit wenig zufrieden stellend war.

Treffen Sie einen Menschen und Sie reden über Probleme, dann ist sehr oft eine bestimmte Einstellung zum Thema „Problem, Probleme haben" zu beobachten. Menschen tun sich meist sehr schwer mit „Problemen". Probleme gibt's sehr viele und sie treten tagein und tagaus auf. Dabei wird eine Menge an Zeit jeden Tag verbraucht und eingesetzt, um eben keine Probleme zu haben, Probleme zu lösen. Ist ein Problem dann sprichwörtlich aus der Welt geschafft, so ist schon das nächste da und wieder wird Zeit und Energie aufgebracht, um dieses Problem zu lösen und aus der Welt zu schaffen. Vielleicht ärgern Sie sich auch, dass Sie gar keine Zeit haben, um Ihr Leben einfach mal ohne Probleme zu genießen.

„Probleme" sind in unserer Gesellschaft meist negativ behaftet und da viele in unserer Gesellschaft danach streben, ein gewisses problemfreies Leben leben zu wollen, ist eine starke Tendenz vorhanden, Probleme manchmal sogar schon als Feind anzusehen, der dann bekämpft wird.

Ein Beispiel hierfür sind Krankheiten. Jeder möchte gesund sein, was ein sehr natürliches Bedürfnis und auch absolut erstrebenswert ist. Wie ist der Umgang in unserer Gesellschaft mit Krankheit?

Was passiert, wenn Sie eine starke Erkältung haben? Dann ist die Erkältung ein Problem.

Allgemein stehen viele Menschen morgens auf, ärgern sich, wenn sie merken, sie haben Halsschmerzen, Husten, Schnupfen, wägen ab, ob sie zum Arzt gehen oder doch zur Arbeit. Viele entscheiden sich für die Arbeit und für einige Medikamente aus der Hausapotheke oder doch noch schnell vorher an der Apotheke zu halten und sich mit dem Notwendigsten zu versorgen. In vielen Fällen ist das auch durchaus praktizierbar, da eine Erkältung nicht zwingend bedeutet im Bett bleiben zu müssen, um gesund zu werden.

Im Herbst und im Winter trifft man viele Menschen, gerade in Großstädten, die erkältet sind und sehr krank, fiebrig aussehen. Auch diese Menschen gehen weiter zur Arbeit. Nun gibt es zwei Möglichkeiten, was geschehen kann. Die erste ist, jemand erholt sich und wird trotz Belastung wieder gesund. Andere verschleppen ihre Erkrankung und liegen dann zwei Wochen vom Arzt krankgeschrieben im Bett.

Jeder Organismus verfügt über sogenannte Selbstheilungskräfte. Bei einer starken Erkältung kann man sich dafür entscheiden, sich ins Bett zu legen und dem Körper das Milieu, die Umgebung, zu schaffen, um sich schnell wieder zu erholen. Z. B. kann Fieber bei starker Erkältung durchaus sinnvoll sein und als eine Reaktion im Rahmen der Selbstheilungskräfte verstanden werden, um das körperliche Gleichgewicht wiederherzustellen.

Der Prozess von Krankheiten, ihre Entstehung und Heilung, gehört naturgegeben zum Menschsein im gewissen Rahmen dazu.

Gefühle werden in unserer Gesellschaft aus verschiedenen Gründen oftmals unterdrückt und auch als ein „Problem" abgestempelt. Diese „Probleme", „Problem" Krankheit, „Problem" Erkältung, sind keine tatsächlichen Probleme, sondern Facetten oder Farben, in denen sich das Leben tagtäglich widerspiegelt. Diese „Probleme" sind oft Normalitäten im Leben.

Depressionen, Angstzustände, Zwangszustände u. v. a. mehr sind als eigenständige Krankheitsbilder klassifiziert und unterscheiden sich deutlich davon.

Eine Unterscheidung zwischen Zuständen, die einen Krankheitswert aufweisen, und zwischen Facetten, die zum tagtäglichen Leben gehören, ist sinnvoll und notwendig.

Häufig werden Probleme als Probleme versucht auszugeben, die tatsächlich jedoch nur zu „Problemen" gemacht werden, aus der Perspektive und dem Erleben einzelner oder mehrerer.

Bei den Problemlösestrategien geht es um Strategien zum Lösen von Problemen oder Fragen, z. B. entscheidet man sich für eine Ausbildung als Krankenschwester oder als Arzt. Oder Probleme mit einem Mitarbeiter in der Firma, oder auch, was kann man tun, um Rückenschmerzen besser zu bewältigen.

Lösungen finden mit System

1. Das Problem konkret gedanklich erfassen und benennen
2. Verschiedene Alternativen zum Umgang sammeln
3. Sich für eine Alternative entscheiden
4. Überprüfen der Alternative, ist diese die geeignetste/beste?

1. Das Problem konkret gedanklich erfassen und benennen
   Je konkreter das Problem inhaltlich erfasst werden kann, desto konkreter kann das Problem benannt werden und desto gezielter kann eine Lösung gefunden werden.

2. Verschiedene Alternativen zum Umgang sammeln
   Hierunter ist ein Brainstorming, ein Ideensammeln zu verstehen, um verschiedene Handlungsmöglichkeiten und Verhaltensmöglichkeiten als Alternativvorschläge zu sammeln. Dies kann alleine getan werden, oder man kann andere Menschen

um Vorschläge bitten. Interessant ist es, verschiedene Menschen zu fragen, eine 16-Jährige oder auch jemanden mit Erfahrung in einer leitenden Position. Diese Menschen bieten Ihnen manchmal verblüffende Lösungsvorschläge aus ihrem Repertoire an.

3. Sich für eine Alternative entscheiden
   Wählen Sie eine Möglichkeit aus, die Sie für die beste halten.

4. Überprüfen der Alternative, ist diese die geeignetste/beste?
   Sie können sich vorstellen, wie das wäre, diese Alternative in der Praxis anzuwenden. Und danach prüfen Sie noch mal Ihre Alternative, ob Sie wirklich die für sich beste gewählt haben.

Welche Einstellung ist sinnvoll?

→ Das klappt nie. Alles, was von mir angepackt wird, geht auch schief.

→ Für jedes Problem gibt es eine Lösung.
   Walt Disney hat einmal gesagt: „If you can dream it, you can do it.“

→ Kann ein Problem auch eine Herausforderung sein, wodurch der eigene Erfahrungsraum erweitert werden kann? Ein Problem als Wachstumschance?

Mit welcher Einstellung ein Problemlösetraining angegangen wird, entscheiden Sie selber und sonst niemand. Falls Ihnen keine optimistische Einstellung gelingt, können Sie einfach so tun, als wenn Sie sie hätten. So wie ein Schauspieler auf der Bühne eine Rolle spielt.

Vorgehen anhand von Beispielen

Die folgenden Beispiele sind zum besseren Verständnis des Problemlösetrainings mit aufgenommen und teilweise aus der Ich-Perspektive verfasst.

Probleme mit einer Mitarbeiterin, die mir das Leben in der Firma schwer macht.

1. Problem
Diese Mitarbeiterin wird jetzt eine meiner neuen Kolleginnen nach einer Beförderung. In der Vergangenheit hat sie schon unter mir in einer Abteilung gearbeitet. Dort gab es immer wieder Ärger mit ihr. Nach der Beförderung sind wir beide Abteilungsleiter und begegnen uns bei Besprechungen. Bei einer Fortbildung für den Umgang mit einer neuen Computersoftware, diese zu kennen gehört mit zu meinen neuen Aufgabengebieten, hat sie schon wieder angefangen zu provozieren und sich überheblich verhalten. Dazu kommt, dass sie diese Computersoftware schon kennt und somit einen kleinen Vorteil hat.
Diese Person nimmt gerne den Weg hintenrum und schwärzt andere bei den Vorgesetzten an. Mit meinem Chef habe ich ein gutes Verhältnis, jedoch möchte ich dieses Problem mit ihr ein für alle Mal aus der Welt schaffen.

2. Brainstorming
a)
Ein Gespräch mit der Kollegin unter vier Augen führen mit dem Ziel, die anscheinend bestehenden Differenzen zu klären.
b)
Mich auf meine Aufgaben konzentrieren und meinen Part gut erfüllen und das sein zu lassen, mich in diese Provokationen hineinzuverwickeln und mich darüber zu ärgern.

c)
Ein Gespräch mit meinem Chef in dieser Angelegenheit führen und herausfinden, wo er seine Position sieht. Vielleicht stimmt er einem Gespräch mit ihr und mir zu, um diese Angelegenheit zu klären.

d)
In der Firma offensiv die Angelegenheit klären, indem sie vor Kollegen bildlich entlarvt wird. So nach dem Motto „Ich finde Ihr Verhalten mir gegenüber unprofessionell, da Sie das und das tun". Fakten benennen, aufzählen, und das offen vor Kollegen. „Ich habe das Gefühl, hier geht es um was anderes, und das sollte geklärt werden, damit wieder konstruktiv ohne Unterbrechungen gearbeitet werden kann. Um was geht es denn?"

3. Entscheidung
Ich entscheide mich für Variante b. Außerdem entscheide ich mich zusätzlich für die Variante c, ein Gespräch mit meinem Chef zu führen und herauszufinden, wo er steht und ob sich dann daraus noch neue Alternativen im Umgang mit dieser Situation ergeben können.

4. Überprüfen der Entscheidung
Ich stelle mir das Ganze vor und spiele die Variante c, das Gespräch mit meinem Chef, in der Vorstellung, in Gedanken durch.
Wie er reagiert, weiß ich nicht, aber ich habe ein gutes Gefühl und bleibe daher bei meiner getroffenen Entscheidung.
   Danach prüfe ich die Variante b in der gleichen Art und Weise, kann mir das zwar gut vorstellen, jedoch weiß ich nicht, ob ich damit den Erfolg habe, den ich gerne im Umgang mit dieser Kollegin erzielen möchte. Jedoch will ich das erst einmal ausprobieren und weiß für mich, sollte ich feststellen, dass diese Variante doch weniger geeignet ist, habe ich immer noch Variante a, c und d.

Beruf der Krankenschwester oder Ärztin?

1. Problem

Problem bei der Entscheidung, was ist das Richtige: Beruf der Krankenschwester oder Ärztin?

Bei dieser Problemstellung, dem Entscheiden zwischen zwei Berufswegen und Ähnlichem, die langfristige und massive Auswirkungen auf die eigene Lebensgestaltung haben, besteht auch die Möglichkeit, mit einem Problemlösetraining vorzugehen. Dabei ist erforderlich, dass Punkt zwei modifiziert wird.

Sie sammeln Vor- und Nachteile jeweils für das Berufsbild Krankenschwester und auch für das der Ärztin und tragen diese in eine Tabelle/Übersicht ein. Anschließend haben Sie einen guten Überblick und vielleicht wissen Sie schon, wie Sie entscheiden werden.

Wenn Sie anschließend noch unsicher sind, können Sie 10 Werte aufschreiben, die für Sie und für Ihren beruflichen Werdegang wichtig sind. Diese stellen Sie der Einfachheit halber auch in einer Tabelle/Übersicht zusammen und gehen das für die zwei Berufsbilder durch. (Im Anhang ist eine Tabelle mit Werten, die als Beispiele dienen können.)

1.

Das Problem liegt in dem Nicht-entscheiden-Können für eine Berufsausbildung oder ein Studium.

2.

Krankenschwester
Vorteile +
Nachteile –

Ärztin
Vorteile +
Nachteile –

Krankenschwester
Prestige/Ansehen –
Verdienst hoch –
kurze Ausbildung +
schnelle Selbstständigkeit +
anderen helfen +
Verantwortung übernehmen +
den Ton angeben –

Ärztin
Prestige/Ansehen +
Verdienst hoch +
kurze Ausbildung –
schnelle Selbstständigkeit –
anderen helfen +
Verantwortung übernehmen +
den Ton angeben +

3. Sich für eine Alternative entscheiden
Entscheidung für den Beruf der Ärztin.

4. Überprüfen der Alternative
Stellen Sie sich vor, wie die Ausbildungszeit verläuft, wie Sie lernen, praktisch arbeiten usw. Dann stellen Sie sich vor, wie Sie später in dem Beruf arbeiten und überprüfen dabei, wie Sie sich fühlen.
Sind Sie mit dieser Entscheidung zufrieden?
Sind Sie bei dem, was Sie tun, glücklich?
Oder beschleicht Sie ein ungutes Gefühl dabei?
Vielleicht taucht in den nächsten Tagen eine Verstärkung oder auch Verunsicherung auf. Bei einer positiven Verstärkung haben Sie dann gewiss das Gefühl, dass das die richtige Entscheidung ist.
Bei einer Verunsicherung Ihres Gefühls gehen Sie dem nach. Denken Sie über die getroffene Entscheidung nach?

Schlafen Sie vielleicht schlecht?

Sind Sie innerlich unruhig?

Dann stellen Sie Ihre getroffene Entscheidung in Frage.

Einen guten Ansatzpunkt haben Sie, wenn Sie sich Ihre Werte ansehen.

Hinterfragen Sie jeden einzelnen Wert für sich. Ist dieser Wert für Sie wichtig?

Oder ist dieser Wert vielleicht ein Wert, der für Ihre Eltern wichtig ist?

Den Sie vielleicht als scheinbar eigenen Wert übernommen haben?

Wenn das für Sie ein ungewohntes Vorgehen ist und Sie darin wenig geübt sind, erleichtern Sie sich das Hinterfragen. Schreiben Sie jeden einzelnen Wert auf ein einzelnes Blatt und legen das vor sich hin. Dann schreiben Sie auf ein Blatt „mein Wert" und auf ein anderes „Wert von Eltern" und legen beides vor sich aus.

Prestige

mein Wert		Wert von Eltern

Dann entscheiden Sie sich, wo der Wert hingehört.

Zu Ihnen, zu den Eltern oder zu Ihnen und Ihren Eltern.

Gehen Sie alle Werte durch.

Anschließend kann es sein, dass sich Ihre Werte und Ihre Tabelle stark verändert haben. Steigen Sie nochmals bei Punkt 2 ein und gehen Punkt 3 und 4 nochmals durch. Wenn Sie jetzt zu einem eindeutigem Ergebnis für sich kommen können, herzlichen Glückwunsch. Wenn nicht, bleiben Sie positiv gestimmt und probieren sich vielleicht in dem jeweiligen Berufsbild in einem Praktikum aus und entscheiden danach. In manchen Fällen ist das Einfühlen und Erleben in die Realität entscheidend.

Ein weiteres Beispiel: Rückenschmerzen. Was kann man tun, um Rückenschmerzen besser zu bewältigen?

1. Problem

Bei näherer Betrachtung der Problemstellung, was kann man tun, um Rückenschmerzen besser bewältigen zu können, stehen die meisten Menschen vor dem Problem, dass eine Vielzahl von Eindrücken auf jeden einzelnen einwirkt. Beim Arzt werden z. B. Medikamente verschrieben, vielleicht Rezepte für Massagen, Physiotherapien und Ähnliches ausgestellt und meistens kommt auch noch das gutgemeinte Gespräch mit „Reduzieren Sie Ihren Stress, dann geht es Ihnen besser …". Gespräche und Beispiele kennt wohl jeder zur Genüge, sowohl im positiven als auch im negativen Sinne.

Würde man sich das ganze Szenario einmal auf einer Bühne als Zuschauer betrachten, so fällt ein Aspekt besonders ins Auge. Die meisten Patienten sind Laien auf dem Gebiet der Medizin.

Jedes Fachgebiet hat seine eigene Fachsprache und Fachwissen. Dies erfüllt den Sinn und Zweck, dass sich Menschen, Ärzte, Rechtsanwälte, Psychologen u. a. untereinander schneller durch Fachausdrücke verständigen können.

Vorteile von Fachsprachen

Vorteile bei dem Gebrauch von Fachsprachen sind die genaue Verständigung unter Experten, zuverlässiges Wissen und sprachliche Ökonomie (Knappheit der Sprache). Weitere Vorteile ergeben sich daraus, dass Personen, die sich auf einem Fachgebiet auskennen, Wissen vermitteln, über Zusammenhänge aufklären und somit Laien ein Verständnis von einer Thematik an die Hand geben, die sie in die Lage versetzt, eigenverantwortungsvoll Entscheidungen zu treffen.

Nachteile von Fachsprachen
Sie sind vielfach unverständlich für Laien, bedingt durch ein eigenes unzuverlässiges Wissen auf dem Gebiet. Ein Laie kann meist nur über Vermutungen über Zusammenhänge nach seinem eigenen Verständnis spekulieren. Ein Laie ist i. d. R. nicht kommunikationsfähig auf dem Fachgebiet, daraus folgt, dass der fachlich Versierte dominiert, und je nach Verhalten und Gesprächsführung kann dieser Laien aufklären, Wissen weitergeben, beeindrucken, einschüchtern, abschrecken und manipulieren. Ein Laie ist in gewisser Hinsicht entscheidungsunfähig, da das Verständnis und Hintergrundwissen fehlt. In Folge kann ein Laie oft Ängste und Misstrauen entwickeln. Dies kann zu einer ablehnenden Haltung gegenüber der Fachperson und in Folge auch auf Therapieangebote führen. Zusammengefasst, ein Nachteil von Fachsprachen ist, dass zwischen einem Laien und einer Fachperson eine Gefährdung des Demokratieprozesses dadurch eintreten kann, dass ein Laie durch mangelndes Wissen nicht die Position erreicht, um selbst entscheidungsfähig zu werden.

Fachsprachen und Fachpersonal sind aus der heutigen Zeit nicht mehr wegzudenken. Und im positiven konsstruktiven Gebrauch profitieren sowohl das Fachpersonal als auch Laien davon.

Somit stellt sich das Problem Rückenschmerzen häufig als ein Problem des eigenen Nichtwissens, oftmals in Verbindung mit dem Befolgen von gutgemeinten Ratschlägen von Fachpersonen, oft auch aus den Medien, Zeitschriften, Workshops, Seminaren usw. dar. Das Problem kann somit konkret mit der Frage umschrieben werden: „Wie gehe ich als Laie mit Fachgebieten um?"

Um dieser Fragestellung gerecht werden zu können, ist erforderlich, dass Punkt 2, 3 und 4 modifiziert werden.

2a.

Fragen Sie nach. Das ist Ihr gutes Recht, dass Ihr Gegenüber Ihnen erklärt, worum es geht.

„Habe ich Sie richtig verstanden, dass …?"

Wenn Ihr Gegenüber eine Entscheidung von Ihnen verlangt, z. B. für eine Therapie, und Sie sind unsicher, ob das das Richtige für Sie ist, lassen Sie sich einen neuen Termin geben.

Wichtig ist auch, was die vorgeschlagene Therapie Ihnen nutzen soll. Was soll sich dadurch wie verändern?

2b.

Umgang mit Fachsprachen und Personen, die diese gebrauchen.

Was sagt Ihnen Ihr Bauchgefühl? Haben Sie ein gutes Gefühl?

Sie können auch einige Fragen für sich selber beantworten.

Welchen Eindruck haben Sie von der fachlichen Kompetenz Ihres Gegenübers?

Wird viel gesprochen? Mit wenig oder viel Inhalt?

Kann Ihnen Ihr Gegenüber vermitteln, worum es geht?

Wie ist die Gesprächsführung? Ver – Ordnet ihr Gegenüber? Oder geht Ihr Gegenüber auf Sie ein?

3. Sich für eine Therapiemethode entscheiden

Am einfachsten ist die Entscheidung, wenn Ihr Bauchgefühl und die Ratio, die Gedanken kongruent sind, zusammenpassen.

4. Überprüfen der gewählten Therapiemethode

Sie können folgende Fragen für sich beantworten.

Profitieren Sie im positiven Sinne von der Behandlung?

Und wenn ja, wie äußert sich das konkret?

Sind Sie belastungsfähiger geworden?

Konkret, bei welchen Tätigkeiten haben Sie vorher Rücken-schmerzen gehabt und was hat sich jetzt verändert?

Haben Sie mehr, gleich, oder weniger Rückenschmerzen?

Eine gute Möglichkeit, Veränderungen transparent zu machen, ist in zeitlichen Abständen mit dem Therapeuten Rückblick zu halten über das, was geschehen ist. Konkret heißt das, nach einer Zeit von einem Monat sich den jetzigen Zustand zu vergegenwärtigen und mit dem Zustand von vor einem Monat zu vergleichen. Gleichen Sie ab, was sich wie verändert hat.

Arbeiten Sie mit einer Zeitlinie, für eine bildliche Darstellung

X1_____X2_____X3

Zeit

X3 = nach z. B. weiteren 2 Wochen

X2 = nach z. B. zwei Wochen

X1 = Ausgangssituation

Welche Veränderungen sind eingetreten von X1 zu X2?

Welche Veränderungen sind eingetreten von X2 zu X3?

Im optimalen Fall haben Sie eine Leistungssteigerung, eine Ver-besserung von X1 zu X2 und von X2 zu X3. Das Bild einer ima-ginären Treppe, die Sie hinaufgehen, entsteht.

Wichtig ist eine realistische Einschätzung der Therapiezeit und der vereinbarten Therapieziele, so dass eine angemessene Anforderung entsteht.

Sollten Sie dennoch einmal die Treppenstufe wieder hinabgehen, welche konkreten Gründe gibt es dafür?

Soziale Kompetenzen

Ein Aspekt sozialer Kompetenzen ist, eigene Bedürfnisse wahrzunehmen und diese in angemessener Form mitzuteilen und umzusetzen. Ganz einfach? Für viele Menschen eine Selbstverständlichkeit. Tatsache ist, dass das anderen Menschen schwerfällt.

Bevor ein Mensch eigene Bedürfnisse umsetzen kann, ist es eine Voraussetzung, erst einmal zu wissen, was jemand will. Was sind die eigenen Bedürfnisse?

Denken Sie einmal daran, wie oft es Ihnen in der letzten Zeit passiert ist, dass Sie etwas gesehen und gekauft haben. Vielleicht haben Sie nach dem Einkauf festgestellt, dass es nun doch nicht genau das ist, was Sie eigentlich gerne gehabt hätten.

Oder Sie sind in einem Restaurant und bestellen sich etwas zu essen und merken später, Sie hätten doch lieber etwas anderes gegessen.

Woher kommt das, dass so viele Irrtümer geschehen, indem erkennen, was man will? Es gibt einige Faktoren, die mehr oder weniger daran mitwirken und meistens unbewusst sind.

→ Die Werbung ist daran interessiert, ihre Produkte am Markt abzusetzen, und weiß mit Werbung auch zu verführen.
→ Reizüberflutung
→ Und dann ist da noch der eigene Verstand, der gelernt hat, was richtig und was falsch ist und wie man sich zu verhalten hat.

Durch diese Einflüsse haben sich viele Menschen weit von ihrem eigenen Ursprung, dem, was ihnen wirklich entspricht, entfernt, und so kann es zu allerlei Irrtümern kommen.

Woher weiß jemand, was den wahren Bedürfnissen entspricht?

In unserer heutigen Gesellschaft wird der Verstand sehr stark wertgeschätzt. Ein oft zu beobachtendes Beispiel … Was passiert, wenn ein kleines Kind hinfällt und anfängt zu weinen? Meistens wird das Kind sofort auf den Arm genommen und dann fallen die

Worte, ist ja nichts passiert, ist ja gar nichts gewesen. Jetzt hör auf zu weinen und dann bekommst du auch eine Schokolade.

Was passiert oft, wenn ein kleines Kind das häufiger erlebt?

Dieses Kind lernt: Wenn ich aufhöre zu weinen, bekomme ich dafür eine Belohnung und eine Belohnung bekomme ich dann, wenn ich etwas gut/richtig mache.

In der kindlichen Logik kann der Eindruck entstehen, Weinen ist etwas Schlechtes, und da jedes Kind ein liebes Kind sein will und geliebt werden will, weint es also in Zukunft weniger oder im Extremfall gar nicht mehr. Das hat zur Folge, dass dann aber auch die Gefühle, die mit dem Weinen in Verbindung stehen, weniger wahrgenommen werden können, im Extremfall gar nicht mehr vorhanden sind und durch andere Gefühle ersetzt werden. Kinder können in ihrem Denken noch nicht differenzieren wie Erwachsene, sind auf Eltern und Bezugspersonen angewiesen und werden durch Einflüsse von ihnen geprägt.

Gefühle wie Trauer, Weinen, Wut, Aggressionen, Ängste gehören ebenso zum Leben wie Lachen Spaß, Heiterkeit und Freude.

In letzter Zeit wird in der Psychologie vermehrt von emotionaler Intelligenz gesprochen.

Erst wenn ein Mensch seine Gefühle wahrnimmt (1. Schritt), kann das Wahrgenommene auch erkannt, identifiziert werden (2. Schritt).

Gute Wahrnehmungsfähigkeit kann wie ein Muskel trainiert werden. Dann können immer feinere Nuancen erkannt und unterschieden werden. Fragen Sie sich doch einmal, wann Ihnen was bewusst wird im Alltag. Nachfolgend sind einige alltägliche Situationen aufgeführt.

Sie sind bei einer Projektarbeit und merken, wie sich etwas in Ihrem Fühlen verändert (1. Schritt). Dann merken Sie, dass sie Hunger haben (2. Schritt) und dass Sie sehr unkonzentriert sind, weil Sie schon länger keine Pause mehr gemacht haben (3. Schritt).

Wann fällt Ihnen im Alltag auf, dass Sie Hunger haben? Wenn Sie sich nicht mehr konzentrieren können, oder nehmen Sie Ihr Hungergefühl differenziert wahr?

Sie stehen bei Karstadt an einem Samstag in der Schlange zur Kasse an und dann drängelt sich noch jemand vor Ihnen in eine kleine Lücke.

Sie bemerken, wie sich Ihre Gefühle verändern (1. Schritt).

Und erkennen, wie sich bei Ihnen Ärger ausbreitet (2. Schritt) und dass sich dieser Ärger auf das Vordrängeln dieser Person vor Ihnen bezieht (3. Schritt).

Wann reagieren Sie? Oder nehmen Sie Ihren Ärger erst wahr, wenn schon derjenige vor Ihnen seinen Einkauf auf dem Kassentisch ausbreitet?

Sie sitzen im Zug, jemand setzt sich zu Ihnen und pöbelt Sie mit einer Bierflasche an. Sie merken, wie sich schlagartig Ihr Gefühl verändert (1. Schritt).

Sie sind hellwach (2. Schritt) und wissen, dass ist eine Situation, die gefährlich werden kann, und Ihr Körper ist in Alarmbereitschaft, bereit zum Handeln (Fight-or-flight-Reaktion) (3. Schritt). Zu welchen Zeitpunkt nehmen Sie diese andere Person bewusst wahr?

Diese Beispiele verdeutlichen, wie intelligent Gefühle sind und wie differenziert unsere Wahrnehmung abläuft.

In vielen Fällen sind diese Abläufe unbewusst, da sie auch nur einen Bruchteil von Zeit einnehmen und sich unglaublich oft Tag für Tag ähneln.

Hat man sich sehr weit von seinen wahren Gefühlen entfernt, so ist dieses Wissen um den Ablauf nützlich, um die eigenen Gefühle wieder besser wahrzunehmen.

Probieren Sie sich im Alltag aus. Sie können die alltäglichen kleinen Routineaufgaben nutzen und Ihre Wahrnehmung verbessern. Das wird Sie keine Zeit extra kosten. Nachfolgend finden Sie einige Vorschläge für kleine Übungsmöglichkeiten.

Essen gehen
Wenn Sie essen gehen, fragen Sie sich, was Sie gerne essen möchten. Während Sie essen, fragen Sie sich, ist genau das das, was Sie wollen? Ihr Gefühl wird Ihnen sagen, ob genau das das Richtige ist oder ob Sie doch lieber Hunger auf etwas anderes gehabt hätten.

Freizeitaktivitäten
Fragen Sie Ihr Gefühl. Was sagt Ihnen Ihr Gefühl?
Fühlt sich das gut an, was Sie in Ihrer Freizeit tun?
Oder sind Sie unzufrieden?
Ist Ihr Gefühl unterschiedlich bei Ihren Freizeitaktivitäten?
Würden Sie gerne etwas anderes machen?

Partneraktivitäten
Fragen Sie sich einfach, was in Ihnen welche Gefühle auslöst.
Unterscheiden Sie zwischen Ihren Wahrnehmungen.
Was mögen Sie?
Was genießen Sie?
Wovon wollen Sie mehr?
Wovon wollen Sie weniger?
Was wollen Sie gar nicht?

Üben Sie sich in Ihrer Wahrnehmung und Sie werden überrascht sein, wie unterschiedlich Ihre Gefühle sind und wie schnell sie wechseln.

Bedürfnisse und Wünsche erfüllen

Wenn Sie wissen, was Sie wollen, ist die nächste Frage, wie bekommen Sie das, was Sie wollen?

Kinder geben ihren Bedürfnissen offen Ausdruck, sofern sie nicht daran gehindert werden. Wenn sie ganz klein sind, oft mit schreien, weinen und Unruhe, wenn sie etwas haben wollen oder sie etwas stört.

Bei Kindern, die etwas größer sind, ist ein ungezwungenes und schamloseres Verhalten zu erkennen. Sie klettern auf den Schoß, wenn sie Wärme haben wollen, und sagen auch meist sehr offen die Wahrheit, und das kann einem Erwachsenen dann schon einmal die Röte ins Gesicht schießen lassen, bei gar zu unangebrachten Äußerungen. In der Schule testen und probieren sich Kinder schon mal ganz gerne untereinander aus und machen so ihre eigenen Erfahrungen im Umgang mit anderen. Dort werden auch viele soziale Fertigkeiten/Kompetenzen erlernt.

Weiter in der Schulzeit und zum Erwachsenenalter hin verbessern sich in der Regel die sozialen Kompetenzen und reifen aus. Das eigene Repertoire vergrößert sich.

Wenn Sie wissen, was Sie wollen, wie bekommen Sie das dann? Der Weg das zu bekommen, was sie wollen ist die Kommunikation.

Kommunikation findet grundsätzlich immer statt. Auch dann, wenn nicht gesprochen wird. Dies ist mittels eines sehr anschaulichen Experimentes nachgewiesen worden. In diesem Experiment haben sich zwei Menschen in einen Raum gesetzt und durften nicht sprechen. Im Anschluss daran sind beide befragt worden und haben ausgeführt, dass ihnen die Situation teilweise auch unangenehm geworden ist, da sie die Körperhaltung und den damit verbundenen Ausdruck für sich verstärkt wahrgenommen und auch interpretiert haben. Man hat weiterhin herausgefunden, dass in einer Kommunikation Menschen überwiegend auf Körpersprache reagieren. Dies ist fast immer unbewusst, wirkt aber sehr stark auf die Kommunikation.

Unterschieden wird sowohl zwischen verbaler und nonverbaler Kommunikation als auch zwischen Inhalt und Ausdruck, oder auch der Frage, wie wirkt das, was ich tue und was ich wie sage auf andere?

Verbale Kommunikation

Wenn Sie wissen, was Sie wollen, dann ist der direkteste Weg, dies zu sagen. Vielen Menschen fällt es dennoch schwer, ihre Wünsche und Bedürfnisse direkt auszusprechen. Vielen, weil Sie Angst haben vor der Reaktion des Gegenübers, weil Sie Ihren Gegenüber nicht verletzen oder beanspruchen wollen oder weil Sie vielleicht auch noch nie so wirklich erfahren haben, dass das durchaus vollkommen in Ordnung ist, sich für sich selber einzusetzen. Sprechen Sie klar aus, was Sie wollen. Alltägliche Beispiele

Sie stehen im Supermarkt an der Fleischtheke und haben schon Ihre Schnitzel gesichtet. Bekommen Sie immer das eingepackt, was Sie auch haben wollten?

Sie wollen in einem Geschäft ein Kleidungsstück umtauschen … Haben Sie damit immer Erfolg?

Sie sind in der Pizzeria und möchten Ihre Pizza anders zusammenstellen als die, die Sie in der Karte finden. Wenn es nicht gerade Ihr Stammitaliener ist der Sie kennt, bekommen Sie das serviert, was Sie haben wollten?

Stimme und Ausdruck

Ist Ihre Stimme eher laut?
Oder sprechen Sie eher leise?

Haben Sie eine dünne Stimme?
Oder klingt Ihre Stimme voll?
Der Ausdruck in Ihrer Stimme unterstreicht den Inhalt dessen, was Sie sagen.

Wenn Sie sagen, was Sie wollen, und Sie sprechen so leise, dass Ihr Gegenüber Sie nicht versteht, dann trägt das zu einer missverständlichen Kommunikation bei. Natürlich gibt es immer wieder Menschen, die immer schon sehr leise sprechen. Seien sie sich dessen bewusst, dass, wenn Sie so leise sprechen, Ihr Gegenüber Sie leicht überhören kann. Ihre Stimme kann jedoch auch eher zu laut sein. Oder Sie haben eine sehr dünne Stimme.

Wenn Sie unsicher sind, wie Ihre Stimme auf Ihr Gegenüber wirkt, fragen Sie in Ihrem Freundes- und Bekanntenkreis nach und lassen sich ein Feedback geben. Anschließend können Sie mit Ihrer Stimme experimentieren. Sie haben sehr viel mehr Nuancen in ihrer Stimme, die Sie einsetzen können.

Nonverbale Kommunikation

Nehmen Sie sich einen Moment Zeit und beantworten Sie die Frage, wie wirken beide Frauen auf den Bildern?

Wirken Sie entspannt? Konzentriert? Von welcher Frau würden Sie erwarten freundlich angesprochen zu werden? Was signalisiert Ihnen wer?

Diese Frau wirkt entspannt und konzentriert. Die Schulter und Nackenpartie ist entspannt und gelöst, ebenso die Wangen, sichtbar an der Körperhaltung. Die Gesichtszüge sind freundlich. Die Stirn sieht glatt und gelöst aus. Sie ist sehr konzentriert bei Ihrer Arbeit.

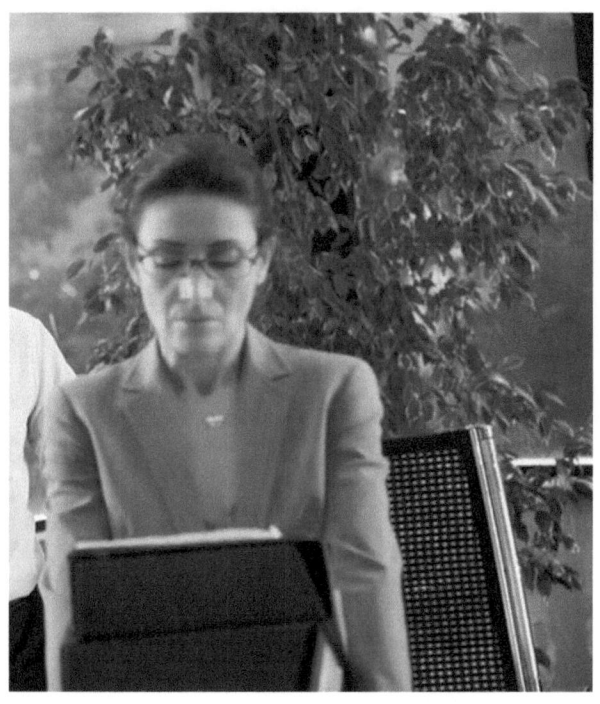

Die nonverbale Kommunikation auf diesem Bild ist deutlich. Der Gesichtsausdruck, die Mimik ist sehr stark angespannt. Die Mundpartie der Frau ist aufeinandergepresst und die Schultern leicht hochgezogen. Der Blick ist auf den Boden gerichtet. Kehrt die Frau nun an Ihren Arbeitsplatz zurück und arbeitet mit der gleichen Spannung weiter, treten evtl. Muskelschmerzen in den schon verspannten Regionen auf und Spannungskopfschmerzen könnten sich in Folge einstellen. Sinnvoll ist, wenn auf diesen Spannungsgeladenen Moment eine Entspannung, ein lösen folgen würde, eine Unterbrechung der bestehenden Physiologie stattfindet und diese Frau so oder in einer ähnlichen Haltung weiterarbeiten könnte, wie die Frau auf dem oberen Bild.

Da die Haltung aufgrund der starken Anspannung in der Regel unbewusst ist, zieht sich diese Haltung fast immer durch den weiteren

Tagesablauf hindurch. Mittels Selbstwahrnehmung und Selbstreflexion kann dieser Prozess bewusst werden. In einem bewussten Prozess ist es möglich gegenzusteuern und bewusst zu lösen.

Möglichkeiten in der Kommunikation

Im Groben können drei verschiedene Situationen im Alltag beobachtet werden.

Im Idealfall funktioniert die Kommunikation reibungslos.

Im ungünstigsten Fall können Sie machen, was Sie wollen, und Sie werden nie mit Ihrem Gegenüber eine gelungene Art und Weise der Kommunikation finden, die Sie tatsächlich zufrieden stellt.

Eine dritte Variante ist die, die zwischen dem Idealfall und dem ungünstigsten Fall liegt.

Idealfall

Im Idealfall treffen Sie auf einen Menschen, wo sprichwörtlich zwischen Ihnen die Chemie stimmt, und Ihr Gegenüber ist Ihnen gegenüber sehr aufmerksam und geht auf Ihre Wünsche und Bedürfnisse ein. Evtl. leben/vertreten Sie auch gleiche oder ähnliche Werte (siehe Anhang). Dies kommt natürlich vor, ist jedoch im Alltag oft anders.

Ungünstigster Fall

Im ungünstigsten Fall treffen Sie auf einen Menschen, wo Sie merken, mit dem können Sie gar nicht. Sprichwörtlich stimmt die Chemie einfach nicht. Wenn Sie nun in so einer Konstellation Ihre Wünsche und Bedürfnisse äußern und sich durchsetzen wollen und Ihr Gegenüber das anders sieht als Sie und das für unnütz hält, dann können Sie sich sprichwörtlich ein Bein ausreißen, aber selbst das würde keine Veränderung der Situation herbeiführen. Wenn Ihr Gegenüber partout einen anderen Standpunkt einnimmt als Sie und die Chemie nicht stimmt, können Sie so viel Energie und Einsatz zeigen, wie Sie wollen, die Situation wird im Grunde immer noch die gleiche bleiben.

Zwischen Idealfall und ungünstigstem Fall
Zwischen dem Idealfall und dem ungünstigsten Fall finden Sie noch eine weitere Variante. Die Chemie stimmt sprichwörtlich zwischen zwei Menschen, jedoch haben beide ganz eigene Ansichten und Standpunkte, die sie vertreten. Dadurch werden sich auch die Bedürfnisse unterscheiden, was den Menschen jeweils wichtig ist. Sehr wahrscheinlich haben beide unterschiedliche Werte (siehe Anhang). Wenn Sie das Gefühl haben, Sie können Ihr Gegenüber erreichen und darlegen, was Sie selber wollen und wieso das für Sie wichtig ist, dann werden Sie vermutlich gute Erfolgschancen haben, für sich selbst auch etwas erreichen und umsetzen zu können.

Hindernisse

Hindernisse sind oftmals wie kleine Pfützen, die man erst sieht, nachdem man schon hineingetreten ist. Leichter wird der Umgang mit Hindernissen, wenn das Thema bewusst ist, die Pfützen gesehen werden. Durch das Bewusst-sein kann man Hindernisse eher erkennen und ist dann evtl. schon vorbereitet.

Innere Hindernisse

Sie stehen vor einer neuen Aufgabe oder wissen, Sie haben bald ein unangenehmes Gespräch vor sich, und noch einen oder mehrere Tage vorher beginnen Gedanken wie, ich schaffe das bestimmt nicht, das ist zu schwer, meine Freundin hat mir auch schon davon abgeraten, und malen sich in Gedanken aus, was alles passieren könnte. Sie könnten sich bis auf die Knochen blamieren und würden sich dann sehr wahrscheinlich schämen, vielleicht wütend auf sich sein und sich sehr schlecht fühlen.

Wenn Menschen von ihrem gewohnten Verhalten abweichen, vor einer neuen Aufgabe stehen, treten oft Zweifel und Ängste auf. Dies ist durchaus nützlich, wenn die Angst vor realen Gefahren warnen will.

Probieren Sie etwas Neues aus und verlassen dadurch Ihnen altvertraute und bekannte Pfade, breitet sich Aufregung aus. Dies ist im Grunde eine Aktivierung des zentralen Nervensystems, das durch den Sympathikus Energie für die neue Aufgabe bereitstellt. Manchmal wird diese Aufregung als Angst missverstanden und man denkt, man hätte Angst, und stellt sich auch noch vor, wovor man alles Angst haben könnte. In Wirklichkeit ist dies nur eine Aufregung, die als Angst interpretiert worden ist. Fragen Sie sich doch einmal selbst, ob Sie tatsächlich Angst haben oder in Wirklichkeit sehr aufgeregt sind?

Und wenn Sie tatsächlich Angst haben, ist das eine reale Angst? Und wenn ja, was kann konkret passieren?

Oder ist Ihre Angst vielleicht tatsächlich darin begründet, vor einer Gruppe zu sprechen und sich dabei vielleicht zu blamieren? Und wenn das so sein sollte, können Sie sich sagen, o. k., Sie haben Angst, das ist eine neue Situation und das ist normal, Angst zu haben. Das Risiko besteht durchaus, dass Sie sich blamieren können. Wenn Sie sich dieser Angst aber stellen, können Sie dabei vielleicht eine ganze Menge für sich gewinnen, vielleicht einen neuen Job, mehr Geld, eine neue Aufgabe, die vielleicht sogar Spaß machen kann als das, was Sie bisher gemacht haben usw. Wägen Sie ab und treffen Sie eine Entscheidung. Wichtig bei diesem inneren Hinterfragen ist, dass Sie selber ehrlich zu sich sind. Wenn Sie Ihre Gefühle versuchen zu verdrängen, so werden Sie erleben, dass das auf Dauer kein Patentrezept ist und sich Ihre Gefühle bemerkbar machen.

Kennen Sie das Beispiel mit dem Korken, der auf statt unter dem Wasser schwimmt? Mit der Psyche, auch mit Gefühlen und dem Unterdrückenwollen, verhält es sich ähnlich.

Äußere Hindernisse

Unsere lieben Mitmenschen. Sie haben sich endlich dazu entschlossen, sich was Gutes zu tun, und entschieden, dass Sie von nun an mehrmals in der Woche joggen gehen wollen. Vielleicht auch, weil Sie ein bisschen beleibter sind und Ihr Hausarzt Ihnen dringend empfohlen hat Ihr Herz-Kreislauf-System zu aktivieren. Sie sind das erste Mal gelaufen und sehr stolz auf sich, dass Sie die von Ihnen gewählte Strecke zwar mit sehr viel Mühe, Seitenstichen und außer Puste, aber trotz allem durchgehalten haben. Nun gehen Sie die letzten Schritte in Ruhe zu Ihrem Zuhause, sehen Ihren Nachbarn, nicken ihm zu und Ihr Nachbar ruft: „Na, haben Sie endlich mal Ihren Jogginganzug spazieren getragen?" Wie reagieren Sie?

Vielleicht indem Sie innerlich zusammenzucken, sich Ihre Stimmung schlagartig dem Nullpunkt nähert und Sie sich selber sagen, was war das nur für eine dumme Idee, mit dem Joggen anzufangen. Und lassen das in Zukunft bleiben.

Oder Sie sind schlagfertig, kontern indem Sie Ihrem Nachbarn zurufen: „Würde Ihnen auch nicht schlecht stehen, Ihrem Jogginganzug mal was anderes außer Ihren Garten zu zeigen." Vielleicht lachen Sie noch ein wenig oder schmunzeln, sind guter Dinge und gehen weiter ihres Weges.

Nun, was geschieht bei den oben aufgeführten Versionen?

In der oberen Version fühlt sich die Person schlecht, nachdem der Nachbar ihr diesen Spruch zugerufen hat. Wieso? Diese Person hat den Spruch des Nachbarn angenommen.

In der unteren Version hat die Person den Spruch des Nachbarn von sich gewiesen und gekontert. Der Nachbar kann dies in der oberen Geschichte auch scherzhaft gemeint haben. Allerdings gibt es auch heutzutage Strategen, für die es einfacher ist, andere Menschen abzuwerten, als selber die Initiative in Ihrem Leben zu ergreifen.

Umgang mit einem Teufelskreis

Wenn die Gedanken sich immer weiter um ein und dasselbe Thema im Kreise drehen, dann sprechen Psychologen von einem Teufelskreislauf. Ganz simpel ausgedrückt, kann man einen Teufelskreis auch mit einer Schallplatte vergleichen, die an einer Stelle hakt. In einem Teufelskreislauf gibt es in der Regel daher auch keine hilfreichen neuen Erkenntnisse. Der Teufelskreis ist angelehnt an das psychophysiologische Modell, das auch in der Verhaltenstherapie angewandt wird.

Die Gedanken beeinflussen das vegetative Nervensystem. Sympathikus und Parasympathikus unterscheiden nicht, ob eine reale

Bedrohung vorliegt oder ob mögliche Gefahren in Gedanken ausgemalt, nur in Gedanken existieren und keine Bedrohung im Außen tatsächlich existiert. Wenn die Gedanken dazu führen, dass der Sympathikus angeregt wird, so reagiert der Körper. Der Herzschlag wird ein wenig stärker, die Aufregung nimmt zu. Dies wird wahrgenommen und oft als Angst interpretiert. Diese Angst kann unter Umständen dann dazu führen, dass sie das Verhalten beeinflusst, indem gewisse Situationen, die mit dieser Konstellation in Verbindung stehen, von nun ab gemieden werden. In der Vorstellung (einige Menschen verfügen über eine sehr lebhafte Phantasie und können sich das ganz hervorragend in inneren Bildern ausmalen) werden weitere Schreckensbilder ausgestaltet, was hätte alles passieren können, was in der Zukunft noch alles Schlimmes passieren könnte. Eine Möglichkeit des Umgangs mit einem Teufelskreis ist die STOPP-Technik.

Eine andere Möglichkeit besteht darin, die eigene Konzentration zu schulen, um so auf Dauer im täglichen Leben das Denken, die Gedanken gezielter einzusetzen und zu steuern, setzen Sie die Gedanken gleich einem rosa Elefanten, der sich in einem Porzellanladen befindet.

STOPP-Technik

Eine einfache Übung

Sie kennen die STOPP-Schilder im Straßenverkehr. Dort, wo ein STOPP-Schild steht, müssen Sie anhalten.
Stellen Sie sich dieses STOPP-Schild in Ihrer Phantasie vor.
Sie können sich auch als Variante innerlich STOPP sagen.

Probieren Sie aus, womit Sie besser zurechtkommen, und dann entscheiden Sie, welche Variante Sie in Zukunft gebrauchen wollen.

Jedes Mal, wenn Sie nun merken, das Sie in einen Teufelskreis hineingeraten, gebrauchen Sie die Variante, für die Sie sich entschieden haben.

Konzentration

Die Konzentration zu schulen ist eine Aufgabe, die Ihren, wenn möglich, täglichen Einsatz und ein wenig Ihrer täglichen Zeit in Anspruch nimmt.

Die Fähigkeit der Konzentration ist definiert als die Fähigkeit, sich über einen gewissen Zeitraum auf nur einen Gegenstand, ein Objekt, zu konzentrieren oder auch zu sammeln.

Wagen Sie ein Experiment
Setzen Sie sich an einen ruhigen Ort und atmen Sie bewusst tief ein und aus. Dann suchen Sie sich einen Gegenstand aus. Das kann Ihr Atem sein oder eine Kerze, die vor Ihnen steht, oder eine Blume oder das, was Ihnen selber einfällt und Ihnen angenehm ist. Konzentrieren Sie sich 5 Minuten auf diesen Gegenstand oder das Objekt.

Sind Ihre Gedanken abgeschweift?
Viele Menschen empfinden es als schwer, sich nur auf einen Gegenstand zu konzentrieren. Ursachen dafür gibt es viele. Sie können Ihre Konzentration trainieren, so wie Sie auch einen Muskel in einem Fitnessstudio trainieren können.

Wie Sie das machen? Nehmen Sie sich wenn möglich jeden Tag ein wenig Zeit für Ihre Konzentrationsübung. In dieser Zeit sollten Sie möglichst ungestört sein. Suchen Sie sich einen Gegenstand aus, der Ihnen gefällt, und konzentrieren Sie sich nur auf diesen einen Gegenstand. Und das machen Sie jeden Tag. Im Prinzip genauso wie in dem kleinen Experiment. Zu Beginn können Sie mit 5 Minuten beginnen. Im Laufe der Zeit, meist schon nach einigen Tagen regelmäßigen Übens, können Sie eine Veränderung bemerken.

Vielleicht fällt Ihnen das Konzentrieren nach einigen Tagen schon leichter, dann können Sie die Übungszeit verlängern. Probieren Sie im Laufe der Zeit sich auf 10 Minuten, dann auf 15 Minuten und auch auf 20 Minuten zu steigern. Wenn Ihnen das zu leistungsorientiert klingt, können Sie einfach regelmäßig üben und vielleicht sind Sie dann eines Tages sehr erstaunt, wie lange Sie sich konzentrieren können.

Möchten Sie sich intensiv damit beschäftigen diese Fähigkeit der Konzentration zu entwickeln, ist es sinnvoll eine-n AnsprechpartnerIn zu haben. Früher lebten Menschen Jahrhunderte als Jäger und Sammler mit und in dem natürlichen Rhythmus der Natur. Der Rhythmus der Natur und des Menschen waren weitestgehend aufeinander abgestimmt. Demgegenüber steht unsere schnelllebige Zeit, der industriellen und technischen Entwicklung und deren Anforderungen und Überdosierungen. Konzentrationsphasen, wenn möglich in der Natur sind ideal zum Entstressen, um in kurzer Zeit wieder neue Kraft zu schöpfen und sich mit dem eigenen natürlichen Rhythmus wieder zu verbinden. Die Natur befindet sich nicht nur außerhalb von uns, sondern auch in uns. Wir sind ein Teil der Natur, genauso, wie die Natur zu uns gehört.

Sue und Michael im Urlaub

Am ersten Abend in Ihrem Urlaubsort angekommen, kommen Sie nicht umhin, sich einen Mietwagen zu nehmen und auf die bergige Anhöhe zu fahren, die sich hoch oben überhalb des Meeres befindet. Oben angekommen setzen Sie sich an den Rand und sehen weit unter sich die Gischt, die aufspritzt, wenn sich das Wasser an den Felsen bricht. Ein Laut ist von dort unten kaum zu vernehmen und auch oben ist es ringsum still. Weit und breit sind Sie die einzigen Personen, die sich dort aufhalten und es ist noch schöner, als Sie sich vorgestellt hatten. Langsam neigt sich die Sonne dem Horizont und taucht ein in das endlose blaugrün des Meeres. Je länger Sue dort hinaus in die Weite blickt, desto entspannter wird Ihr Geist, die Last des Alltages fällt von Ihr ab. Sie merkt, das es Michael ähnlich ergeht und so sitzen beide in Stille und genießen diesen Moment. Während die Sonne langsam und stetig am Horizont im Meer versinkt, entspannt sich auch Ihr Geist immer mehr und mehr.

Bewegung und Prävention

Alles, was die Handlungsfähigkeit des Körpers steigert,
verringert, einschränkt oder erweitert,
steigert, verringert, beschränkt oder erweitert auch
die Handlungsfähigkeit des Geistes.

Und alles, was die Handlungsfähigkeit des Geistes steigert,
verringert, beschränkt oder erweitert,
steigert, verringert, beschränkt oder erweitert auch
die Handlungsfähigkeit des Körpers.

Baruch Spinoza (1632 – 1677)

Die eigene Gesundheit erhalten heißt auch, möglichst lange frei von Krankheiten in seinem Leben zu sein. Dabei wird erst mal nichts Neues produziert, sondern allgemein eher erhalten.

Ein Auto wird produziert und nach getaner Arbeit liegt eine Fertigung, ein Produkt, vor. Diese Leistung, Zeit, Arbeitsaufwand, Materialeinsatz ist messbar und somit gut bewertbar. Das Auto stellt einen Wert, auch gemessen an dem Verkaufspreis, dar und bei einem Verkauf wird in aller Regel ein Gewinn erzielt.

Wenn nun nichts Neues produziert wird, fällt es schwerer, diese Leistung anzuerkennen. Die Aufmerksamkeit von außen fehlt oft. Es sei denn, im Familien-, Freundes- oder Bekanntenkreis ist diese Aufmerksamkeit von Grund auf vorhanden, in einigen Familiensystemen ist dies in den Werten integriert.

Ein wesentlicher Faktor, um die eigene Gesundheit zu erhalten, ist die Bewegung. Auch hier gilt wieder das Prinzip der Adaption

Gleichgewicht
Anforderungen > = Leistungsfähigkeit

Die Leistungsfähigkeit bleibt erhalten, bzw. verbessert sich, wenn die Anforderungen etwas größer sind.

Ungleichgewicht
Anforderungen >>> Leistungsfähigkeit = > Überforderung = > Stress
Die Anforderungen sind sehr viel größer als die Leistungsfähigkeit, hier kommt Stress auf.

Anforderungen <<< Leistungsfähigkeit = > Unterforderung = > Adaption der Leistung an Anforderungen

Je nach Bewegungsart, die Sie für sich wählen, trainieren Sie unterschiedliche Aspekte, z. B. Herzkreislaufsystem, Kraft, Koordination, Dehnung.

Eine Bewegungsart zu finden oder zu haben, die Ihnen Spaß macht und einen Ausgleich zum Berufsalltag schafft, ist großartig und ungefähr vergleichbar mit Sahne auf einer Torte.

Bewegung ist positiv

Bei denjenigen, die viel am Computer sitzen, verkürzen sich oft die vorderen Brustmuskeln. Nehmen wir an, dass jemand sehr viel Büroarbeiten, Computerarbeiten fast täglich zu erledigen hat. Dieser Mensch ist allerdings bewegungsträge und verzichtet auf jeden Ausgleich von Bewegung. Je nach Veranlagung und Konstitution kann es unterschiedlich lange dauern, bis sich Beschwerden einstellen. Die Verkürzung der Muskulatur führt zu einer Veränderung der Haltung und eine sogenannte „Fehlhaltung" entsteht. Die Dysbalancen in der Muskulatur übertragen sich auf den Nacken- und Schulterbereich. Dann können Verspannungen und Verhärtungen auftreten. Spannungskopfschmerz kann auch eine mögliche Folgeerscheinung sein. Kurzfristige und langfristige Maßnahmen, die der Arzt verordnet, sind wichtig. Wichtig ist jedoch auch das ganze Betrachtungsbild zu sehen, zu verstehen. Ein guter Physiotherapeut kann hier aufklären und gezielt auch einen anderen Umgang und Übungen, Bewegungen mit auf den Weg geben.

Von diesen Beispielen, wo Bewegung eine Verbesserung der Beschwerden herbeiführt, gibt es viele und immer mehr wissenschaftliche Studien bestätigen das.

→ In der Krebstherapie liegen Studienergebnisse vor, die belegen, dass eine Chemotherapie überwiegend besser vertragen wird, wenn die Person sich regelmäßig bewegt.

→ Bei Herz-Kreislauf-Erkrankungen gehört Walking mit zur Standardtherapie.

→ Eine Studie über Tai-Chi belegt, dass dadurch eindeutig Kopfschmerzen gelindert werden und sich die Testpersonen eindeutig insgesamt vitaler fühlten als ihre Kontrollgruppe.

Gestaltung der Zeit
Positives und Negatives im Leben betrachten

Betrachten Sie positives und negatives in Ihrem Leben und stellen Sie fest, wie Ihre persönliche Gewichtung aussieht. Eine Möglichkeit ist, ein Tagebuch zu führen.

Eine Seite für die Probleme des Tages und die gegenüberliegende Seite für die schönen Dinge, Erlebnisse des Tages.

So hat man die Möglichkeit, beides gegenüberzustellen und sich bewusst die Frage zu stellen, wie und womit täglich Zeit verbracht wird.

Anregungen sind nachfolgende Fragen ...

→ Wie sieht die Gewichtung aus?

→ Wie viel Zeit habe ich mit Problemen verbracht und wollte ich das auch?

→ Oder hätte ich viel lieber etwas anderes getan?

→ Und was habe ich getan, damit das so gekommen ist, und was hätte ich stattdessen anderes tun können?

→ Was wäre das gewesen?

→ Wo will ich was für mich ändern?

→ Was brauche ich dafür?

→ Wann starte ich mit der Veränderung?

Es empfiehlt sich, Veränderungen in den ersten 24, bzw. 48 Stunden anzugehen, bzw. die Termine, die benötigt werden, zu vereinbaren.

Lebensqualität

„Wir verkaufen nur den Samen"

Ein junger Mann betrat im Traum einen Laden. Hinter der Theke stand ein Engel. Hastig fragte er ihn: „Was verkaufen Sie, mein Herr?" Der Engel antwortete freundlich: „Alles, was Sie wollen." Der junge Mann begann aufzuzählen: „Dann hätte ich gern das Ende aller Kriege in der Welt, bessere Bedingungen für die Randgruppen der Gesellschaft, Beseitigung der Elendsviertel in Lateinamerika, Arbeit für die Arbeitslosen, mehr Gemeinschaft und Liebe in der Kirche und … und …"
Da fiel ihm der Engel ins Wort: „Entschuldigen Sie, junger Mann, Sie haben mich falsch verstanden. Wir verkaufen keine Früchte, wir verkaufen nur den Samen."

Quelle unbekannt

Wie wird das Leben er-lebt und auf welche Art und Weise kann das Leben gestaltet werden?

Mit „Problemen" umzugehen, kann jeder für sich selber beeinflussen, indem man sich einige Grundlagen im Umgang, wie was funktioniert, aneignet. Bildlich gesprochen der eigene Steuermann auf seinem Schiff ist und das Ruder in den Händen hält.

Tatsache ist, dass niemand das für jemand anderen „erledigen" kann. Auch wenn im heutigen Konsumzeitalter der Trend dazu geht, vieles einkaufen zu wollen, und bei einer Krankheit geht man zum Arzt und lässt sich das richtige Medikament verschreiben. Das geht bestimmt mit vielen Dingen, vor allen mit Luxus- und Konsumgütern. Mit allem geht das leider nicht.

Ein Wort zum Schluss

Dieses Buch bietet Ihnen eine Fülle von Informationen. Wenn Sie für sich etwas entdeckt haben, was Sie in Ihrem Leben, Ihrem Alltag umsetzen möchten, dann machen Sie das.

Haben Sie mehrere Dinge entdeckt, die Sie ändern möchten, ist es am einfachsten, wenn Sie eins nach dem anderen umsetzen.

Haben Sie sich für eine Sache entschieden, dann integrieren Sie diese in Ihr Leben.

Ist Ihnen das in Fleisch und Blut übergegangen, dann nehmen Sie das Nächste .

Haben Sie dabei Geduld. Auch wenn Sie gerade zu Anfang kleine Rückschläge hinnehmen müssen. Bitte denken Sie daran, der Mensch ist ein Gewohnheitstier. Gewohnheiten zu ändern erfordert Ihre Aktivität, Ihren Willen, Ihre Disziplin und Ihr Durchhaltevermögen. Und gerade dann, wenn Sie bemerken, dass Sie einen Rückschlag erlebt haben, vielleicht in Form einer Gewohnheit, die Sie ändern wollten, und feststellen, dass Sie sich genau wie früher verhalten haben – bleiben Sie am Ball. Nehmen Sie das wahr, so wie es ist, und machen dann wieder das, was Sie eigentlich machen wollten, wofür Sie sich entschieden haben.

Ich wünsche Ihnen viel Geduld, Durchhaltevermögen und einen liebevollen Umgang mit sich selber.

Exkurse

Verwirklichung von Zielen, Wünschen, Bedürfnissen

Die Treppe
Vor der Treppe ist Ihre Ausgangsposition. Oben ist da, wo Sie gerne hin möchten. Um dahin zu gelangen, müssen Sie die Treppe hinauf, und zwar Stufe für Stufe.

Oben angekommen = Ziel/Lösung

Schätzen und würdigen Sie einzelne von Ihnen erreichte Teilziele

Einzelne Stufen = Teilziele

Vor der Treppe stehen = Ihre Ausgangsposition/bzw. Ihr Problem

Beispiel
Ein Abiturient möchte für sich herausfinden, ob der Beruf des Industriekaufmannes für ihn der richtige Beruf ist.

Entspricht die Tätigkeit dem Berufswunsch?
Praktikum absolvieren

Praktikumsplatz finden, festen Zeitraum vereinbaren

Namen und Ansprechpartner von interessanten Firmen, die einen Einblick in das Berufsbild versprechen
Ist der Beruf der richtige?

Variante
Eine mögliche Variante ist, dass Sie einzelne Zettel nehmen und sich Ihr Problem oder Ihre Aufgabe auf einen Zettel schreiben,

Ihre Teilziele auf weitere Zettel schreiben und ebenso Ihr Ziel, was Sie erreichen möchten.

Der Vorteil ist, dass Sie Ihre Zettel gut sichtbar in Ihrer Wohnung aufhängen können und Sie somit eine tägliche Erinnerung haben.

Ein weiterer Vorteil ist, wenn Sie feststellen, dass ein Teilziel zu groß ist, korrigieren Sie Ihre Zettel und schreiben statt eines Teilzieles zwei auf.

Ziele, Wünschen, Bedürfnissen eine „Gestalt" geben

Positiv formulieren!
(Häufigster Fehler: Viele neigen zu sagen, was sie nicht wollen, statt was sie wollen.)

Aus eigener Kraft erreichbar!
(Häufigster Irrtum: Wenn Sie andere Menschen brauchen, um Ihr Ziel zu erreichen, sind Sie von diesen Menschen abhängig und Ihr Erfolg kann schnell daran scheitern, dass jemand etwas anderes möchte.)

Attraktiv, etwas, was Sie selber für sich erreichen möchten, was Ihnen wichtig ist!
(Sie brauchen eine hohe Eigenmotivation, um Ihr Ziel zu erreichen.)

Teilziele – Endziel bestimmen – Wann erreicht?
(Denken Sie an eine realistische Zeitplanung und daran, gegebenenfalls Korrekturen in Ihrem Zeitplan vorzunehmen.)

Sind Werte wichtig?

Haben Sie schon einmal über Werte nachgedacht?

Welche Werte haben Sie? Welche Werte werden in Ihrem Umfeld gelebt?

Sie lernen jemanden kennen, verlieben sich und stellen dann fest, dass Sie sich um Zahnpastatuben streiten. Natürlich geht es meistens nicht um die Zahnpastatube, sondern um das, was diese symbolisiert.

Nehmen Sie z. B. den Wert Ordnung. Zwei Menschen, vielleicht ein Mann und eine Frau mit Kind, beide sind sehr verliebt und glücklich und beschließen zusammenzuwohnen. Dann gibt es dauernd Streit, wegen des Spielzeugs, was auf dem Boden rumliegt. Vielleicht ist das auch nur sehr wenig Spielzeug, was auf dem Boden liegt, und für die Frau und ihr Kind ist das vollkommen normal so. Für den Mann steht der Wert Ordnung hinter diesem Spielzeug und er regt sich nicht wirklich über das Spielzeug auf, sondern darüber, dass sein Wert, den er für sich für den Begriff Ordnung definiert hat, gerade ganz empfindlich gestört wird. I. d. R. sind solche Prozesse unbewusst. Wenn sie bewusst sind, können sich zwei Menschen, wie in diesem Beispiel, darüber verständigen und einen Kompromiss finden, was und wie viel Spielzeug auf dem Boden im Rahmen ist, oder auch den eigenen Wert Ordnung auf den Prüfstein legen und gegebenenfalls die Wichtigkeit dieses Wertes korrigieren.

Reden Sie auch über die Bedeutung der Werte, das, was Sie darunter verstehen. Da alle Menschen unterschiedliche Lebenserfahrungen haben, sind die verschiedenen Begriffe/Werte oft unterschiedlich geprägt und unterschiedlich definiert.

Eine kleine Auswahl für Werte – Werte-Liste

Achtung	Macht
Anerkennung	Mut
Ansehen	Natur
Bildung	Nähe
Demokratie	Offenheit
Disziplin	Ordnung
Ehre	Pflichtbewusstsein
Ehrlichkeit	Phantasie
Entwicklung	Pünktlichkeit
Erfolg	Reichtum
Familie	Ruhe
Freiheit	Sauberkeit
Freude	Sexualität
Freunde	Sicherheit
Frieden	Siegen
Geld	Stärke
Gehorsam	Tapferkeit
Gerechtigkeit	Treue
Gesundheit	Unabhängigkeit
Glaube – Religion	Unordnung
Herkunft	Veränderung
Höflichkeit	Verantwortung
Identität	Vertrauen
Individualismus	Wachstum
Intelligenz	Wahrheit
Kompetenz	Wechsel
Kreativität	Win win
Kämpfe	Zeitlosigkeit
Liebe	Zugehörigkeit
Menschlichkeit	

Kurzübersicht weitverbreiteter Entspannungs-/ Selbstregulierungsverfahren

Autogenes Training
Eine von J. H. Schultz entwickelte Methode, angelehnt an Erkenntnisse aus der Hypnose. Mithilfe von Suggestionen, z. B. „mein rechter Arm wird warm und schwer", sollen Verspannungszustände, Schlafstörungen gebessert werden.

Feldenkrais
Eine sehr sanfte Bewegungsmethode, die die Wahrnehmung schult und aus kleinen Bewegungen größere entstehen lässt. Vom Einfachen zum Komplexen.

Progressive Muskelrelaxation
Wurde von dem amerikanischen Arzt Edmund Jacobson entwickelt und bedeutet so viel wie voranschreitende oder auch stufenweise Muskelentspannung. Bei dieser Methode werden einzelne Muskelgruppen gezielt und kräftig angespannt und danach bewusst wieder gelöst. Da auf eine Anspannung immer eine Entspannung folgt, gewöhnt sich der Körper hier sehr schnell daran und die Spannungsunterschiede sind auch gerade für Menschen, die in ihrer Wahrnehmung noch nicht so gut geschult sind, ganz einfach bewusst zu erkennen.

Pilates
Joseph Pilates hat 34 spezielle Übungen zur Kontrolle und Stabilisation entwickelt. Diese Übungen verbessern die Spannkraft und Ausdauer und schulen die Körperwahrnehmung.

Qigong
Hier werden viele verschiedene Übungen, die jeweils ihren eigenen Sinn und Zweck haben, angeboten. Der Grundgedanke ist, dass

mithilfe dieser Übungen die Lebensenergie „Chi" gestärkt und ein harmonisches Fließen im gesamten Körper erreicht wird.

Tai-Chi

Vielleicht haben Sie schon einige Menschen im Sommer draußen in einem Park gesehen, die Bewegungen ausführen, die langsam, fließend und dennoch auch kraftvoll wirken. In China ist dies so verbreitet wie in Deutschland das Fußballspielen. Tai-Chi kann als sanfte Bewegung verstanden werden. Je nach eigenen Ansprüchen können diese Bewegungen eine allgemeine gute Fitness bedeuten oder auch sehr intensiv bis hin zu Wettkampfformen geübt werden.

Traumreisen

Werden auch Phantasiereisen genannt. Sie hören meist angenehme entspannende Musik und hierbei werden Ihnen Landschaften beschrieben und Sie können für eine Weile den Alltag hinter sich lassen und sich vorstellen, wie es z. B. ist, an einem Strand spazieren zu gehen, dabei den Sand unter Ihren Füßen zu spüren, dem Rauschen der Wellen zu lauschen und dabei die wärmenden Strahlen der Sonne auf Ihrem Gesicht zu spüren.

Yoga

Im Yoga werden verschiedene Stellungen eingenommen und gehalten. Dies hat einen kräftigenden, dehnenden Effekt. Yoga kommt ursprünglich aus Indien und Jogis praktizieren dort diese Übungen.

Kurzübersicht häufiger psychotherapeutischer Verfahren

Tiefenpsychologische Verfahren – klassische Psychoanalyse nach Freud

Wer hat noch nicht von Freud und seiner legendären Couch gehört? Tatsächlich lagen die Menschen immer bei Freud auf seiner Couch und der Altvater der Psychoanalyse saß hinter dieser und ließ seine Patienten frei erzählen. Diese Form ist sehr zeitintensiv und wird heute weniger in der klassischen Art und Weise praktiziert. Da es viel um Kindheitsprägungen geht und wie diese auch heute noch das Leben eines jeden Einzelnen beeinflussen können, haben sich andere Leute darum bemüht, tiefenpsychologische Ansätze zu finden. Wenn von tiefenpsychologischen Verfahren die Rede ist, dann handelt es sich um einen Ansatz, der von dem Gedankenmodell von Freud, Jung und Adler ausgeht, dass nur ein Teil bewusst ist und ein anderer unbewusst ist und dass es um ein Bewusstwerden des Unbewussten geht.

Verhaltenstherapie (VT)

Hier wird direkt an dem Verhalten angesetzt und sehr zielorientiert und kurzfristig gearbeitet. Ein klassisches Beispiel ist die Therapie von Phobien, z. B. eine Person hat Angst vor Spinnen und kann dann Step by Step mittels der Desensibilisierung die Angst vor Spinnen bewältigen.

Psychodrama

Meist wird nach dem Psychodrama von Moreno gesprochen. Hier werden mit anderen Gruppenmitgliedern (gruppentherapeutisches Verfahren) meist Konfliktsituationen dargestellt und nachgespielt, wobei die Rollen getauscht werden und auch Veränderungen mit ins Spiel gebracht werden unter Anleitung des Therapeuten.

Katathym imaginatives Bilderleben (KIB/KIP)
Umgangssprachlich ist dies zu übersetzen mit Tagtraum. Ähnlich wie bei den Traumreisen. Der Unterschied ist, dass die Traumreisen ganz gezielt der Entspannung gelten und daher auch nur Urlaubslandschaften beschrieben werden. Bei der Methode des katathym imaginativen Bilderlebens wird mit verschiedenen Motiven gearbeitet, denen jeweils eine Bedeutung zugeschrieben wird. So wäre ein mögliches Bild z. B. ein Haus und sich in einem Tagtraum in diesem Haus umzusehen.

Hypnose
Milton Erickson hat die Hypnose als Therapiemethode populär gemacht, indem er Hypnose praktiziert hat und ihm seine Erfolge recht geben mit dieser Methode. Bei der Hypnose gibt es unterschiedliche Einsatzgebiete. Sie haben vielleicht schon davon gehört, dass Hypnose beim Zahnarzt angewandt wird oder auch bei der Schmerzbehandlung Einsatz findet. Zu Beginn wird eine Tiefenentspannung herbeigeführt und dann anschließend mit verschiedenen Bildern gearbeitet. Je nach Zielsetzung. Bei einer Schmerzbehandlung würden Sie die Suggestion bekommen, dass, wenn Sie Schmerzen an Ihrer Hand haben, sich die Hand so kalt wie Schnee anfühlt …

Maltherapie
Wie der Name schon sagt, hier wird gemalt und dann werden die Bilder besprochen. Je nach Therapeut kann frei, ohne Vorgaben oder mit Vorgaben gearbeitet werden.

Gesprächstherapie nach Rogers (GT)
Bei diesem Verfahren, benannt nach Carl Rogers, kann sich der Klient über das Gespräch mittels Selbstreflexion ein objektiveres Bild von sich und seinem Verhalten verschaffen, um sich dann Step by Step damit auseinanderzusetzen, und sich gegebenenfalls verändern.

NLP, Konzentration, Meditation

Neurolinguistisches Programmieren, kurz NLP
„Neurolinguistisches Programmieren, eine aus den USA importierte Mixtur der wirkungsvollsten psychologischen Behandlungsformen, ist zur Modetherapie der neunziger Jahre avanciert – mit verblüffendem Erfolg. Selbst deutsche Großkonzerne lassen ihre Manager in NLP-Kursen schulen …" (Der Spiegel)

Konzentration
Konzentration beschreibt die Fähigkeit, sich auf nur eine einzige Sache im Hier und Jetzt zu konzentrieren und ist eine grundlegende Fähigkeit, um darauf weiterführende Techniken aufzubauen.

Meditation
Hierunter versammeln sich sehr viele verschiedene Techniken, Meditationen und Übungen, die gerne unter dem Label „Meditation" ausgegeben werden.

In der Literatur ist häufig der Verweis zur Kontemplation zu finden. Kontemplation bezeichnet den Versuch oder den Weg, sich mit dem Göttlichen zu vereinen. Voraussetzung für die Meditation ist die Fähigkeit der Konzentration. Die Meditation, geistige Übungen, werden auch wie andere Methoden in der heutigen Zeit mit wissenschaftlichen Methoden auf die Wirksamkeit hin untersucht. Mit neurowissenschaftlichen Verfahren wird überprüft, wie sich die Aktivität der Gehirnstrukturen bei übenden von nicht übenden unterscheidet. Prof. Dr. Dr. Manfred Spitzer berichtet in seiner Reihe Gehirn und Geist über die Erkenntnisse der Studien. Diese bestätigen die positive Wirkung auf die Konzentrationsfähigkeit und auch eine verbesserte Stresstoleranz, nachweisbar schon nach einer Woche intensiven übens der Konzentration.

Literaturverzeichnis

Arolt, Dilling, Reimer, Basiswissen Psychiatrie und Psychotherapie

Fröhlich, Werner D., Lexikon der Psychologie

Reddemann, Luise, Psychodynamisch imaginative Traumatherapie

Levine, Peter, Traumaheilung

Rothschild, Babette, Der Körper erinnert sich

Markl, Jürgen, Biologie Neil A. Campbell

Mohl, Alexa, Der Zauberlehrling I und II

Rommelfanger, P., Aktuelle Gesetzeskunde

Gesundheitsrecht, 5. Auflage

Pschyrembel Klinisches Wörterbuch

Bandler, Richard Veränderung des subjektiven Erlebens Paderborn; Junfermann, 1987

Watzlawick, Paul Die erfundene Wirklichkeit

Gschwend, Gaby, Notfallpsychologie und Trauma Akuttherapie

Windgassen, Tölle, Psychiatrie

Lowen, Alexander, Körperausdruck und Persönlichkeit